脳が若返る15の習慣

飛松省三著
Shozo Tobimatsu

JN133580

Forest
2545
Shinsyo

はじめに

「最近、物忘れがひどくなった」
「人の名前がすぐに出てこない」
「昨夜食べたメニューが思い出せない」

最近、そんな体験をしたことはありませんか？

もし、「年をとってきたから、しょうがない」と思っているとしたら、あなたは要注意です。

脳の老化が始まっているかもしれません。

そのままにしておくと、あなたの脳の老化はどんどん進んでいくでしょう。

早い人だと、40代からその兆候が出てきます。

では、そのままあきらめて、脳の老化の進行を見守るしかないのでしょうか？

いいえ、そんなことはありません。

人生100年時代といわれるこれからの時代、あきらめるわけにはいきません。

それより何より、脳の老化の進行を抑えるだけでなく、脳を活性化させて若返らせる画期的な方法があります。

画期的な方法といっても、特別な薬や医療機器は必要ありません。

あなたの毎日の行動や習慣をちょっと変えるだけ。

しかも、いくつになっても、誰でも簡単にできるものばかりです。

この本では、**私が普段何気なく行なっている、脳の老化を防ぎ、若返らせる15の習慣**を取り上げて、なぜそれが脳の活性化に役立つのか、脳科学的エビデンスを挙げながらわかりやすく解説していきます。

申し遅れましたが、私は現在、九州大学大学院医学研究院で教授を務めており、臨床神経生理学が専門です。

1979年3月、九州大学医学部を卒業した当時は、脳のCT検査が臨床に導入され始めたときで、まだMRI検査はありませんでした。

今のように「頭を覗く」術がない状況下で、私は脳神経内科医を志しました。

脳神経内科は、脳や脊髄、神経、筋肉の病気をみる内科です。取り扱う病気はたくさんありますが、主なものは、**頭痛、脳卒中、アルツハイマー病、パーキンソン病、筋萎縮性側索硬化症（ALS）**などです。

1980年代における脳の機能検査としては、脳波・誘発脳波が盛んでした。私もこれらの方法を使ってアルツハイマー病、パーキンソン病、てんかんなどの研究を始めました。

1990年代に入ると、脳の極微弱な磁場を測る脳磁図検査や脳の血流動態反応を視覚化する機能的MRIが臨床に導入され、頭を開けずに「脳を見る、脳を測る、脳を知る」ことができるようになりました。さらに、脳を頭の外から刺激する磁気刺激法、直流・交流電気刺激法が開発され、一時的に「脳の機能を調節する」ことも可能となってきました。

このように、医療技術の進歩で「頭を覗く」術が整いつつあります。

しかしながら、人間の脳は、複雑でその機能が脳科学的に十分に解明されているわけではないというのが現実なところです。

ただ、**私たちの脳の重さは、体重の約2%しかないのに、全身のエネルギーの**

約20%を消費しています。人生100年を迎えた21世紀には、このぜいたくな脳のアンチエイジング法が重要です。

とはいえ、現代は、食事、パソコン・スマホ、運動量など、昔に比べて生活環境が大きく変わってきています。それに伴い、脳への負担も変化してきています。脳の負担を減らしたり、耐久性を上げるためにどうすればいいのか?

ジムに行ったところで、身体は鍛えられても、脳を鍛えることはできません。

ではどうすれば脳を鍛えられるか?

それは、**日常生活の中でちょっとした工夫をする**ことです。

そこで、脳科学の専門家として、脳が100歳まで元気でいられるような日常習慣をお伝えしたいと思い、このたび筆を執りました。

従来の脳科学関連書と異なるのは、今日まで私が実際に行ない、国際英文誌に掲載された研究成果と、脳科学的に確からしいとされている脳科学の知識を組み合わせた、**きわめて信頼性の高い内容**になっているという点です。

この本で紹介する15の習慣の**すべてを実践する必要はありません。**

あなたが、この本を読んで、「なるほどそうだ」と実感されたものを実践していただくだけでも効果を実感できるはずです。

なお、本書に収録している15の習慣に加えて、**16個目の習慣を解説した未公開原稿**をご用意しました。**入手方法などは、本書の巻末ページをご覧ください。**

この本があなたの人生100年時代を健康で楽しく生きる一助になれば、著者としてこれほどうれしいことはありません。

九州大学大学院　医学研究院　臨床神経生理学
飛松省三

脳が若返る15の習慣　目次

第11の習慣

ダラダラしながら仕事をしない

第12の習慣

スマホを使う時間を決める

装幀◎河南祐介（FANTAGRAPH）
本文デザイン・図版作成◎二神さやか
ＤＴＰ◎株式会社キャップス

脳が若返る15の習慣

第1の習慣

スマホを「非利き手」でいじる

「利き手」と脳の関係

私たち人間には、利き手というものがあります。子供の頃、「お箸を持つときに持ちやすいほうが利き手」と教えられたかもしれません。

あなたの利き手は、左右のどちらでしょうか？　ちなみに90％の人は、右利きです。

そもそも、なぜ「利き手」は生まれるのでしょうか？

利き手の概念は人間特有のもので、犬や猫、あるいはチンパンジーやゴリラなどの類人猿にもありません。

では、なぜ人間にだけ利き手があるのでしょうか?

それは、人間の脳と深い関係があります。近年の研究によれば、脳の非対称性に関連があるという説が有力です。つまり、**「言語を司る左脳が、文字を書く右手をコントロールすることが多い」**ということです。

自分の意思によって行なわれる運動を**「随意運動」**といいます。大脳皮質にある運動中枢からの刺激によって、目的に応じた筋肉が収縮し、意味のある運動が引き起こされます。

随意運動により、手や足(特に手指)に加え、顔の筋肉や眼など身体のさまざまな部分を、自らの意思によって自在に動かすことができるわけです。

自らの意図する行動の目的を達成するだけでなく、言葉をしゃべったり、表情を表すことによって、社会生活に欠かせないコミュニケーションを生み出せます。

脳の指令で手を動かすメカニズム

随意運動には、まず**動機付け**が必要です。真夏の締め切った部屋はとても暑いですよね。そうするとエアコンのスイッチを入れて部屋を涼しくしようと誰しもが思います。

では、脳はどうやってこれを実行するのか？

皮膚にある温度センサが暑さを感知して、それを脳の感覚中枢に送ります。そうすると脳は暑いと認識します。

暑いと思うと、エアコンのスイッチを押すために、もっとも効率の良い運動手順を決めなければなりません。前頭葉にある**「捕足運動野」**と呼ばれるところがその運動プログラムを作成します。

捕足運動野から**「一次運動野」**と呼ばれる場所に指令が行き、その指令を忠実に脊髄の運動神経に伝えます。その結果、手を伸ばして、リモコンを取り、スイッチを押します。エアコンが動き出し、しばらくすると部屋は涼しくなります。

涼しくなると皮膚の温度センサが活動して、「ああ、心地よい」「まだ暑い」「涼しくなりすぎ」などの情報を脳に伝えます。そうすると、脳はエアコンの温度を調整するしかないと決めることになります。

このように、**脳は広い領域をネットワーク的に使って、目的に応じた動作を行なっています。**

では、文字を書くときは、脳はどうしているのでしょうか？

誤字ではない、ちゃんとした字が書けているか、その情報は逐一視覚野に伝わります。変な字を書くと、それを修正しようとして手に新たな運動指令が行なわれます。

このときに大事なのは、**「運動前野」**というところです。

運動（動作）と脳の関係

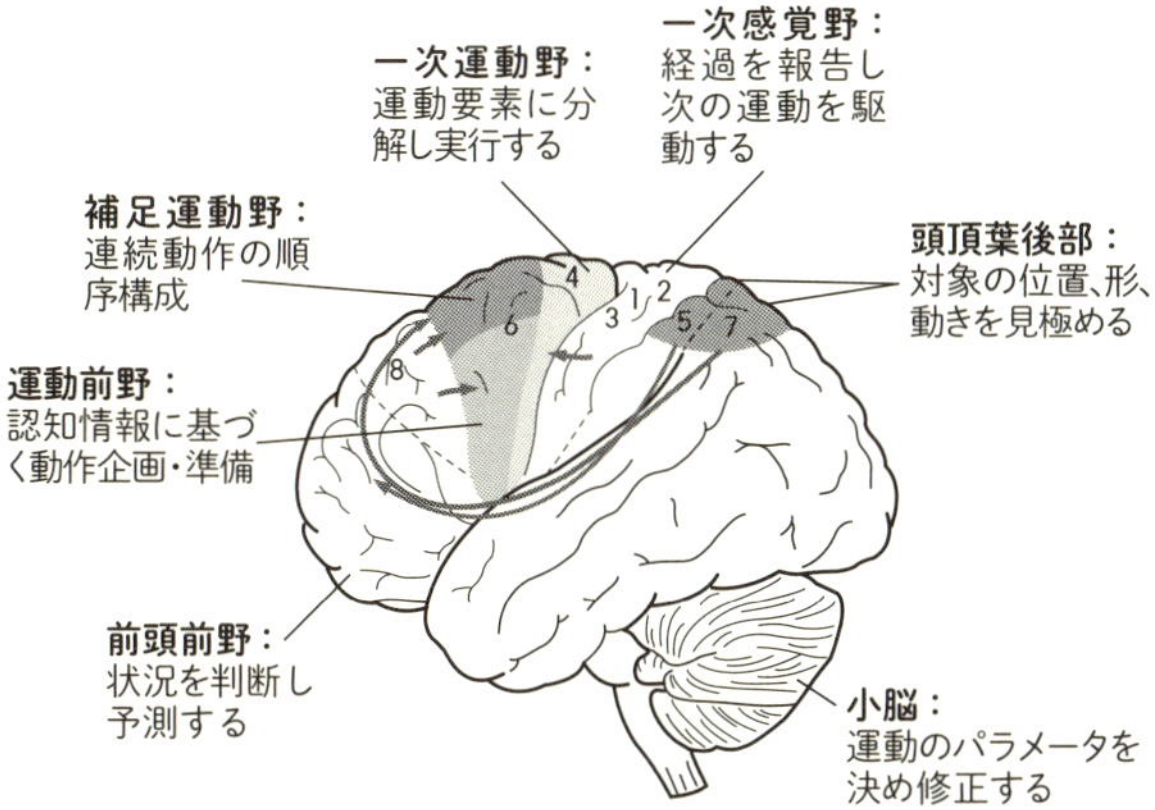

《出典》「随意運動に関連する脳領域とその役割」（飛松省三、ベッドサイドの臨床神経生理学、中外医学社、2016）を基に作成。

運動前野は感覚情報に基づく運動、運動の企画、運動の準備などに関連して、運動野に情報を送り、運動を実行させます。

「非利き手」を使うと、脳が活性化する

あなたもお気づきのように、利き手を使うと、非利き手よりも簡単に運動ができるものです。

随意的というよりは、自動的に運動を実行しているかのようです。右利きの人が、箸を左手で使おうとするとまるで外国人のようにぎこちない箸使いとなり、自由に使いこなせませんよね。

非利き手のほうが利き手よりも自動的な運動が少なく、より運動皮質を興奮させ、運動関連領域を活発化させるという私たちの研究結果があります。

その研究では、健康な若年成人を対象に、被験者に対して自己ペース（随意運

左手の複雑指配列運動

親指から順に示指、中指、薬指、小指を合わせ、2回グーパーをつくり、再び親指に小指、薬指、中指、示指を合わせる運動。これを自分のペース（できるだけ遅く、少し遅く、自分のペース、少し速く、できるだけ速く）および外的ペース（メトロノームで0.5、1、2、3、4Hzのペースを与える）で行なった。

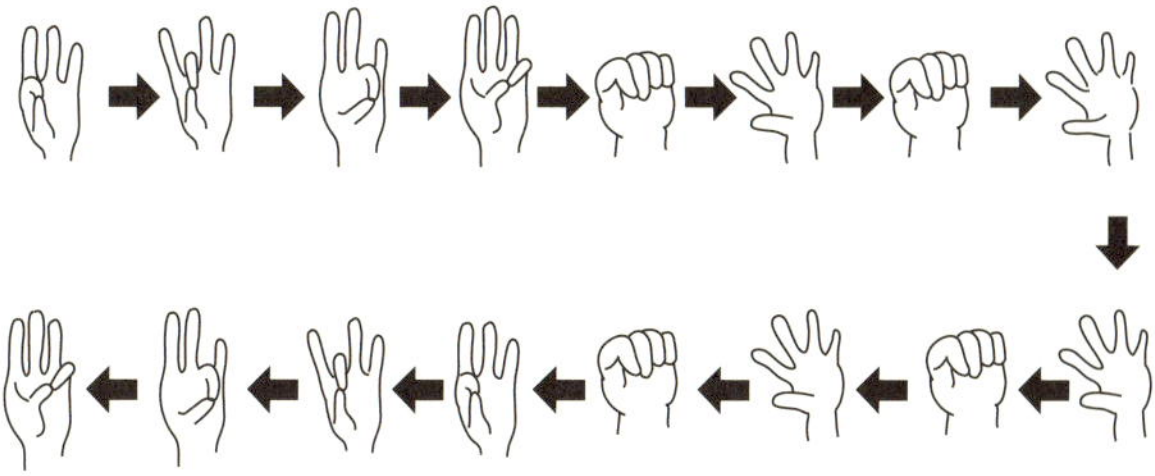

動）と外的ペース（音に合わせて動かす）で複雑な運動をさせました。実施した具体的な運動方法は前ページの図のとおりです。

そのとき、普段使わない非利き手（全例が右利きだったので左手）で運動させたのです。

機能的ＭＲＩで複雑指配列運動をしたときの結果は、自己ペース運動と外的ペース運動では、異なる運動経路が活性化されました。

つまり、**非利き手を使うと、脳の血流量が増えた**のです。

「脳を活性化させる」という基本的な考え方として、普段あまり使っていない脳の場所をできるだけ使ってあげることが重要というものがあります。

非利き手のほうが普段使っていない脳の場所を使うため、より脳が活性化されます。

右利きの私は、左手でスマホの文字入力をするよう心がけています。非利き手でスマホの文字入力をするだけで、随意運動に関係する回路が活性化されるからです。

また、視覚情報は目から運動前野だけでなく、頭頂葉後部にも伝わります。スマホの簡単操作で、運動野だけでなく、感覚系の活性化も起こるのです。まさに一石二鳥です。

そういえば、若い人はスマホを両手でいとも簡単に操っていますよね。あの方法は、随意運動ではなく、一種の自動的運動（脊髄を使ったもの）になっている可能性があります。とすると、脳は意外と活性化されていないのかもしれません。

脳を活性化させたいのであれば、スマホ操作に限らず、非利き手を使ってみることをおすすめします。

スマホを「非利き手」でいじる

ポイントまとめ

◎利き手の概念は、人間特有のもの。
◎90％の人は右利き。
◎自分の意思によって行なわれる運動を「随意運動」と呼ぶ。
◎非利き手のほうが利き手よりも自動的な運動が少なく、より運動皮質を興奮させ、脳内の運動関連領域を活発化させる。
◎非利き手のほうが普段使っていない脳の場所を使うため、より脳が活性化される。
◎スマホを両手で操るのは、脳は意外と活性化されていない可能性あり。
◎スマホに限らず、あえて非利き手を使うようにすると、脳の活性化につながる。

第2の習慣

運動のテンポに合わせて、かけ声をかける

パーキンソン病患者のリハビリからのヒント

脳と密接に関連する病気の1つに「パーキンソン病」というものがあります。「バック・トゥ・ザ・フューチャー」に主演したマイケル・J・フォックスが患っている病気としてご存じの方も多いでしょう。彼はパーキンソン病リサーチ財団を設立して、この難病の研究を支援しています。

パーキンソン病は、「手足がふるえる」「動きが遅くなる」「筋肉が硬くなる」「体のバランスが悪くなる」といった症状が見られます。

主に50〜65歳に発症する病気ですが、40歳前後、もしくは70歳以上になって発症する人もいます。40歳未満で発症するケースは、「若年性パーキンソン病」と呼ばれています。マイケル・J・フォックスもその一人です。

パーキンソン病は、脳の奥にある中脳に存在する「黒質《こくしつ》」の機能が低下し、ドーパミン（ドパミン）という神経伝達物質が減ります。

ドーパミンは大脳基底核に運ばれ、目的に応じた行動を選択します。大脳基底核は運動野の機能を調節しており、ドーパミンが減ると、運動機能が低下します。

リハビリに来られているパーキンソン病の患者さんの歩き方をよく見ると、前かがみの姿勢で、すり足で小刻みに歩きます。また、歩き出しの一歩が踏み出せない（すくみ足）ことがよくあります。そのため、日常生活に大きな影響が出ます。

ところが、**何の障害物もない床の上で、すくみがひどくて歩けない患者さんが、階段になるとスタスタと上り下りできたり、メトロノームでカチッ、カチッという音のリズムを聞かせてあげると上手に歩けます。**

自己ペースを助ける方法

私は臨床神経生理学が専門です。パーキンソン病の研究もしています。その中で、機能的MRIでパーキンソン病の患者さんの運動機能を調べたことがあります。

パーキンソン病を発症している患者さんは、健常な高齢者に比べ、「外的ペースに比べて、自己ペースのほうが回路の障害度が強い」ということがわかりました。

【第2の習慣】
運動のテンポに合わせて、
かけ声をかける

また、年をとってくると、パーキンソン病のようにサッサと歩けなくなります。

私たちの機能的MRI研究では、自己ペース運動の回路は、若い人に比べると年をとることによって変化しており、それには多くの場所がかかわることがわかりました。

誰でも加齢とともに運動回路が変化するので、脳の活性化を促す簡単な方法が必要になります。

ウォーキングは「1、2」のテンポで

私の趣味は水泳（クロール）です。適度な運動は、脳のアンチエイジングになります。平日は夜に1回程度、週末には予定がなければ2回、1〜1・5km泳いでいます。

皆さんは、運動をしているとき、何をしていますか？

「好きな音楽を聴きながら運動する」「何も考えないで心を無にする」「リラックスして心を落ち着ける」など、いろいろな人がいると思います。

どれもいいことだと思いますが、脳の専門家としておすすめしたい方法があります。

それは、**運動をするときには、「運動のテンポに合わせて、かけ声をかける」**というものです。

口に出さなくてもＯＫです。**頭の中で唱えるだけで十分**です。

私が泳いでいるときを例に挙げて解説します。

1km泳ぐ場合、25mプールだと20周しなければなりません。スポーツジムのプールには、プールメジャーが置いてあり、1周すると円形マグネットをその上に置いて、回数を確認します。

ただ、私は、プールメジャーは使いません。1回目のスタートでは、0・5、

【第2の習慣】
運動のテンポに合わせて、
かけ声をかける

0・5、0・5……と呪文のように号令をかけます。25mの折り返しでは、1、1、1……、次の50mの折り返しでは1・5、1・5、1・5……と唱えます。500m泳ぐと最後が10となります。次の500mは、また0・5からスタートします。

パーキンソン病の歩行リハビリでは、「1、2」「1、2」……と号令をかけてあげると歩きやすくなります。

リズム頻度は、「2Hzくらいがいい」といわれています。

歩行に比べて、クロールの手かきは1Hz程度でしか動かせません。したがって、運動の種類に応じた号令のリズムが存在します。ジョギングの場合、もう少し早めの2・5Hz以上（1分間に160歩程度）がいいでしょう。

私の住む博多では、夏を告げる伝統の祭り「博多祇園山笠」が行なわれます。7つの「流（ながれ）」が約1トンの山を担ぎ、5kmのコースを駆け抜けてタイムを競います。

祭りのかけ声は、「ワッショイ」が定番です。博多山笠では、独特のかけ声があります。「オイサ」は全力で走るときに、「オッショイ」が小走りのときに、「ヨイヨイ」は小さな路地に入って、建物に山をぶつけないためにゆっくり歩くよう指示するときに使われます。

加齢とともに運動回路は変化します。運動をするときには、運動のテンポに合わせてかけ声をかけることを心がけると、脳が活性化するでしょう。

【第2の習慣】
運動のテンポに合わせて、
かけ声をかける

第２の習慣

運動のテンポに合わせて、かけ声をかける

ポイントまとめ

◎パーキンソン病では、脳の奥にある中脳に存在する「黒質」の機能が低下し、ドーパミンが減る。
◎ドーパミンが減ると、運動機能が低下するため、歩くとき、前かがみの姿勢で小刻みにすり足で歩く。
◎パーキンソン病患者は、階段になるとスタスタ歩いたり、音のリズムを聞かせると上手に歩く。
◎パーキンソン病患者に限らず、誰でも加齢とともに運動回路が変化するため、若いころのようにスタスタと歩けなくなる。
◎運動するときに「運動に合わせて、かけ声をかける」（頭の中で唱えるだけでOK）と、脳が活性化する。
◎理想のリズム頻度は「2Hz」。

第3の習慣

モノは、親指と、人差し指以外の指でつまむ

赤ちゃんの発達を診る部位

赤ちゃんが話せるようになるのは、1歳前後です。生後4カ月頃、「あーあー」「あーうー」といった言葉をしゃべるようになり、生後10カ月頃には、身ぶり、手ぶりが加わり、初めての言葉「ママ」「パパ」などが出ます。

さて、小児科医は、言葉をしゃべれない1歳までの赤ちゃんのどこを観察して、正常に発達しているかどうかを診ているのでしょうか。

実は、**手のひらや指の動き**を見て、発達の状況を診ているのです。

だいたい6～7カ月くらいになると、手のひら全体をグローブのように使ってモノをはさみます。次第に指を1本ずつ使えるようになり、12カ月頃には親指と人差し指でモノをつかめるようになります。

指の動きと脳の関係

このように指を1本ずつ動かせるのは、なぜでしょうか？

それは、脳の中に体の各部位が表現されており、特に手や顔の領域が足や体幹よりはるかに大きくなっているからです。これは**「ホムンクルス」**と呼ばれています。

「赤ちゃんの手の運動発達」の模式図

手のひら全体を使って物をつかんでいるが、次第に指を1本ずつ使って物がはさめるようになる。

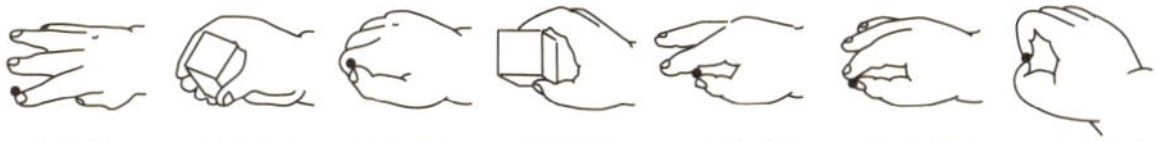

6カ月　7カ月　8カ月　9カ月　9カ月　10カ月　12カ月

《出典》Gerber RJ, 他 : Developmental milestones: Motor development. Pediatr Rev, 31:278-286, 2010. を基に作成。

ホムンクルスはラテン語で「小さな人」を意味します。

ノーベル医学・生理学賞を受賞したカナダの脳外科医ペンフィールドがホムンクルスを見つけました。ペンフィールドは、てんかん患者の脳を手術するときに、手術後に手足の麻痺《まひ》が起こらないよう、動作を指令する「運動野」や感覚を感じ取る「感覚野」を電気刺激しました。

電気刺激をすると、手や足が動いたり、手や足が刺激されているという感覚がわかります。そのようにして、**脳の場所と体の部位との対応関係をまとめた**のです。脳を手術するときには、その場所を傷つけないようにします。

ホムンクルスの体の各部分の大きさは、運動野・感覚野の相当領域の面積に対応するようになっています。また、体の隣り合う部分が、規則的に並んでいます。

脳の中に体の各部位を表現した「ホムンクルス」

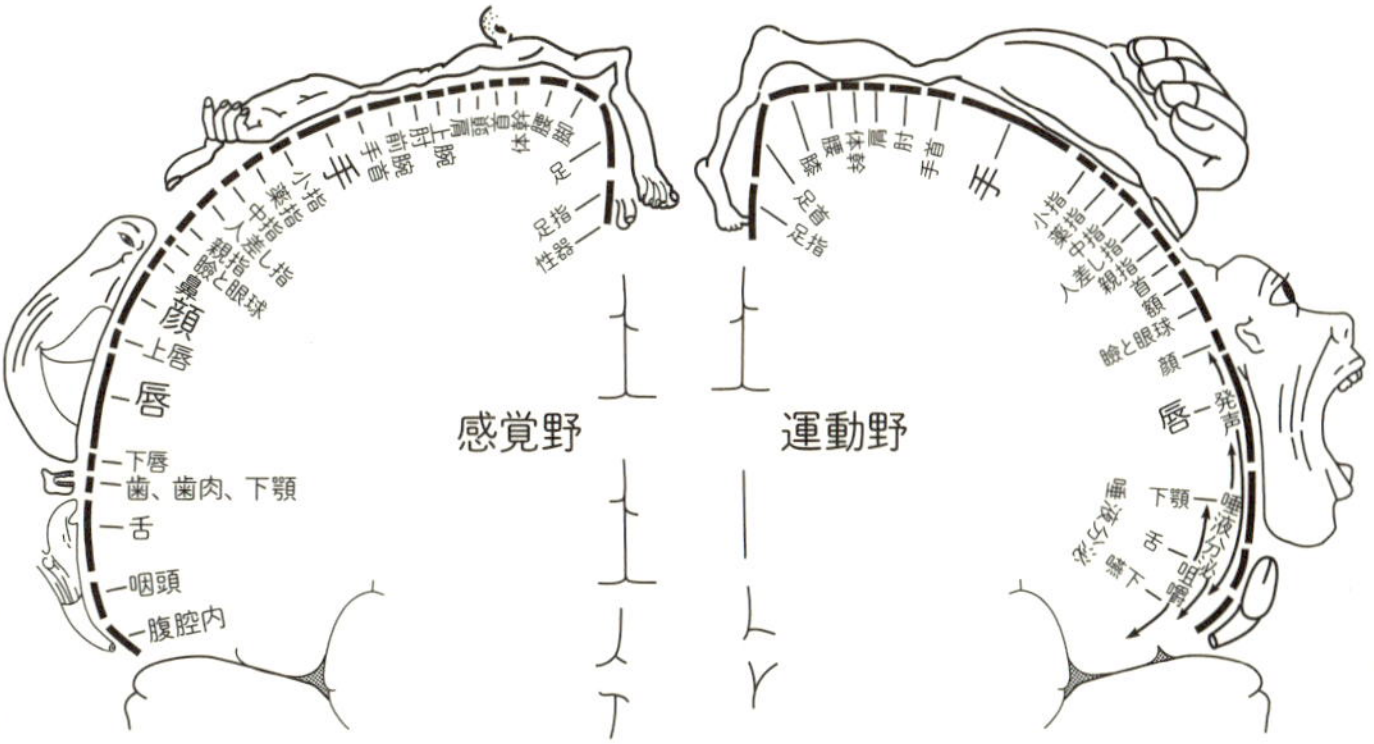

《出典》「第1次体性感覚野と運動野の脳内部位再現図」（Schott GD: Penfield's homunculus: a note on cerebral cartography. J Neurol Neurosurg Psychiatry, 56: 329-333, 1993）を基に作成。

指を動かせば、脳の中の広い領域を刺激できる

私たちは、「手のひら全体をグローブのように使ってモノをはさむ」ときと、「指を1本ずつ使ってモノをつかむ」ときの、赤ちゃんの感覚野の機能地図を「脳磁図」という方法で測ってみました。

「脳磁図」では、脳の神経細胞が活動すると、脳に小さな電気が流れます。電気が流れると、磁場（地磁気の1億分の1程度）が生じ、この磁場を超伝導センサで測ります。そうすると2、3㎜程度の精度で、脳が働いている場所を推定できます。

脳磁図で見ると、「手のひら全体をグローブのように使ってモノをはさむ」ときには、手のホムンクルスがまだできていない赤ちゃんが多かったのですが、

「指を1本ずつ使って物をつかむ」ときには、ホムンクルスができていました。

運動の発達に伴い、指を1本1本使えるようになると、感覚野の地図もできて1本1本の配列が発達することを見つけました。

注目してほしいのは、**5本の指と手のひらが占めている割合の大きさ**です。運動野は全体の約3分の1を、感覚野は全体の約4分の1を占めています。

つまり、**脳は指先に多くの指令を出している**わけです。

脳は、体の各部を動かすだけでなく、体の各部からの刺激を受け、脳そのものも変化するのです。つまり、指を動かせば、脳の中の広い領域を刺激できるわけです。赤ちゃんほどではなくても、大人でも脳は活性化します。

普段あまり使わない
中指、薬指、小指をあえて使う

ホムンクルスをよく見ると、運動野は親指のエリアが最も大きく、ついで、人差し指です。「モノをつまむとき、親指と、人差し指以外の指でつまむ」ことは、**普段使われていない脳の運動・感覚野を刺激する**ことになります。

親指と人差し指を使わずにモノをつかむのは難しいので、あえて人差し指を使わずに**「親指と小指」「親指と薬指」「親指と中指」**を使う運動をしてみるといいでしょう。

普段あまり使わない中指、薬指、小指を使うことにより、これらの脳の領域が活性化され、より器用な運動ができるようになります。

第3の習慣

モノは、親指と、人差し指以外の指でつまむ

ポイントまとめ

◎赤ちゃんの発達は、手のひらや指の動きで診る。
◎指の動きと脳は深く関係している。
◎ペンフィールド博士が発見した「ホムンクルス」は、脳の場所と体の部位との対応関係をまとめたもの。
◎モノをつまむとき、普段は親指と人差し指を使うものだが、あえて親指と小指、親指と薬指、親指と中指といった、普段使わない指を使うことで、脳の領域が活性化する。

第4の習慣

楽器を弾く
——50の手習いでも遅くない

なぜ若い人に比べて、楽器の上達が遅いのか?

年をとってくると、趣味として楽器に慣れ親しみたいと思う人は多いでしょう。

私の友人も50歳を過ぎてから、チェロを習い始めました。

右手で弓を引き、左手の指を1本1本弦に合わせて使い分けられるのは、脳のホムンクルスのおかげです。

人生100年といわれる時代ですから、「50の手習い」で努力すれば、それなりの演奏が楽しめるようになります。

しかし、若い人に比べて、上達するには時間がかかります。

それは、なぜでしょうか？

練習や学習に伴い、脳の構造と機能は変化します。これを「可塑性《かそせい》」といいます。脳科学の世界では、可塑性とは**「変化ができて、その形を維持できる」**性質のことを指します。

脳の可塑性の程度は、練習や学習を始めた年齢に関係があります。

楽器の練習をしている子供で多くの研究がされています。例えば、バイオリンの例があります。

バイオリンは、演奏するときに弦を押さえるため、**左手の小指をよく使います**。

一方、演奏しない人の場合は、親指のほうをよく使い、小指はあまり使いません。

したがって、大脳の運動・感覚野の左手親指の領域は、小指の領域より広いことになります。

複数の研究者が、音楽家とそうでない人たちを対象にして、親指や小指を刺激して、手の領域の広がりの程度を、脳磁図を使って測定しました。

小さいときからバイオリンを練習している人の左手小指を刺激すると、大きな反応が記録されました。これは、大脳皮質の小指を担当する領域が広がっていることを示しています。

さらに興味深いことは、そのような変化の程度は「何歳からバイオリンを練習し始めたか」が関係していました。

例えば、5歳とか10歳から始めた人たちは大きく広がるものの、14歳以後に始めた場合は、わずかしか広がらない結果になりました。

つまり、**大脳皮質の指の感覚情報を処理する領域が、繰り返しの刺激によって変化する**ことと、**その変化の程度は練習開始年齢と関係する**ことがわかりました。

楽器を幼年期の早い時期に習い始めることは、理に適っているわけです。

手先を使う反復訓練の大きな効用

そうなると「50の手習い」は意味がないことになります。

でも、そこが脳の興味深い点なのです。

第2の習慣の中でも述べたように、**年をとると自己ペース運動が落ちてきますが、運動野以外の多くの場所がそれを補ってくれます。**

音などから運動前野を動かす外的ペースの回路は、健康ならば年をとっても保たれます。楽器を奏でることは、自己ペースの運動回路と外的ペースの運動回路を使うことになります。

繰り返しの刺激によって脳の機能が変化することを「使用依存的可塑性」といいます。この使用依存的可塑性は、リハビリテーション医学で、今注目されています。

つまり、反復訓練が機能回復の重要な神経基盤であることがわかっています。楽器などの運動を繰り返し行なうことで、そのことをより早く、正確に実施することが可能となります。そしてその状態は練習の終了後も、ある一定期間保持されます。

これは、**運動にかかわる神経ネットワークが効率化され、増強されるとともに、その変化が持続する**からです。

楽器に限らず何でもいいので、自分の好きなことでできるだけ手先を使い、繰り返し行なうことがポイントです。少ない神経リソースで効率的な運動が、あなたの脳を活性化してくれます。

第4の習慣

楽器を弾く——50の手習いでも遅くない

ポイントまとめ

◎脳は、練習や学習に伴い、構造と機能が変化する。
◎脳の可塑性（変化ができて、その形を維持できる）の程度は、練習や学習を始めた年齢に関係がある。14歳以後に始めた場合、わずかにしか変化しない。
◎ただ、繰り返しの刺激によって脳の機能が変化すること（使用依存的可塑性）が、リハビリテーション医学で注目を浴びている。
◎楽器などの運動を繰り返し行なうことで、運動にかかわる神経ネットワークが効率化され、増強されるとともに、その変化が持続する。
◎楽器を弾く以外でも、できるだけ手先を使うことを繰り返し行なうと、脳は活性化する。

第5の習慣

メモをとるときは、できるだけ手書きで

手書きの効能

メモをとるとき、あなたはどうしていますか？

近年は、スマホやパソコンのメモ機能を活用する人が増えているようです。なかには、スマホのカメラ機能を使って記録する人もいるでしょう。とても便利な機能ですが、**便利な機能にあまり頼りすぎると、脳をサボらせる（楽をさせる）ことになりかねません。**

まず、活字情報や音声情報がどのように脳に送られているのかを解説します。視覚的な刺激は、眼の網膜から視神経を経て脳の視覚野に送られます。聴覚的な刺激は、内耳の聴神経を通じて側頭葉にある聴覚野に送られます。そのあと、視覚・聴覚の情報は、左脳にある言語野（ベルニッケ領域）に送られます。

このように、活字情報と音声情報は、入口は違いますが、言語野で合流します。この合流によって、黙読しても音声情報となり、音声情報も文字情報に変換されます。

手書きで文字を書く状況を思い浮かべてみましょう。

まずペンから指先への直接的な刺激があります。次にペンに加える力により、文字の濃さや太さの加減ができます。全体のバランスを見ながら文字の大きさや行送りの調整などもします。

このように、**無意識のうちに多くの感覚を働かせています。**

【第５の習慣】
メモをとるときは、
できるだけ手書きで

日本人と欧米人とでは、脳の働く場所が違う!?

文字は、音声を記録する手段として発明されたものです。人類の歴史においては、音声言語が生まれてから文字のない時代が長く続きました。

人類は数万年前から話していたと考えられ、最初に文字体系ができたのは、たかだか紀元前4000年くらいのことです。その後、文字はさまざまな形態へと発展しました。

日本語って、複雑だと思いませんか？　外国人が日本語を学ぶのに苦労するという話はよく耳にする話です。

漢字、カタカナ、ひらがなを日本人は使い分けています。漢字は中国からの輸入で、仮名は漢字を基につくられ、1字では意味をなさない表音文字です。漢字は表意文字で、1字でも意味が理解できます。

日本人はどのようにして、複雑な日本語を理解しているのでしょうか？

脳科学の観点から解説します。

実は、日本人は欧米人とは異なる情報処理をしているのです。つまり、脳の働く場所が違うのです。

それは、脳卒中の後遺症で、漢字が読めなくなった人たちの観察から生まれました。

1983年、東京大学の岩田誠博士（東京女子医大名誉教授）は、仮名と漢字では脳の処理過程が異なるという**「二重回路仮説」**を提唱されました。

もともと、左脳には言語野があります。

側頭葉にあるベルニッケ領域（A）が壊れると、相手の言っていることがわからなくなり失語症になります。角回（AG）は読み書きの中心で、そこが壊れると字が読めない、書けない状態になります。

岩田博士は、患者さんの観察から、左側頭葉後下部（T）に漢字の中枢がある

【第5の習慣】
メモをとるときは、
できるだけ手書きで

読み書きのメカニズム

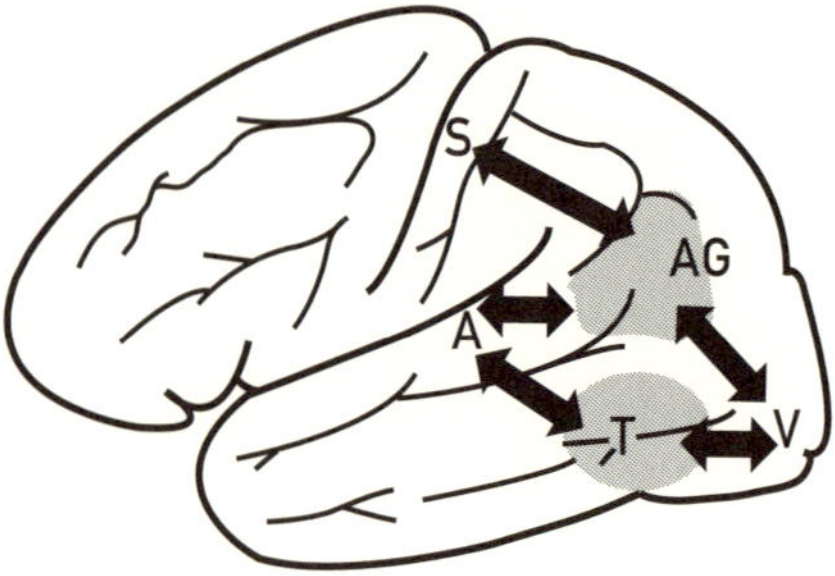

左脳を横から眺めた図。
A：聴覚野（ベルニッケ領域）
AG：角回
S：体性感覚野
T：左側頭葉後下部
V：視覚野

《出典》岩田誠：左側頭葉後下部と漢字の読み書き，失語症研究，8: 146-152, 1988 を基に作成。

と推測しました。仮名の読みは、主としてV→AG→Aの情報の流れによって実現されます。一方、漢字の読みは、これに加えてV→T→Aの回路も働くのです。ちなみに、仮名の書字はA→AG→Sの回路で行なわれ、漢字の書字はA→T→V→AG→Sという複雑な回路を必要とします。

複雑すぎて、うんざりしたかもしれません。とにかく**「アルファベット文字のみを使う欧米人とは、日本人の文字の処理が異なる」**ということだけはわかっていただけたでしょうか。

複雑な日本語、特に漢字と仮名を使い分けるために、脳の機能が変化したわけです。

私たちは、機能的MRIを使って、健康な人の漢字と仮名の情報の流れを見てみました。

その結果、**漢字は左側頭葉下部をより活性化し、仮名は頭頂葉下部をより強く**

【第5の習慣】
メモをとるときは、
できるだけ手書きで

活性化しました。この結果は、岩田博士の仮説をサポートするものです。

ちなみに、欧米人が使うアルファベットは、仮名の経路を使っています。漢字の経路がない分、脳は省エネしているのかもしれません。

おもしろいことに、ワシントン大学のオジェーマン博士らの研究では、英語とスペイン語を話すバイリンガルのてんかん患者さんの脳を刺激したところ、近くて異なる場所に英語とスペイン語の領域があることがわかりました。

手っ取り早く脳を活性化させる方法

冒頭でもお伝えしたとおり、最近はパソコンやスマホを使って、メモを作成する人がほとんどです。

文字入力をすることは、

眼

←

視覚中枢

←

読字・書字中枢

←

運動中枢

を活性化することになります。

ただ、ワープロ変換に慣れて、とっさに字が思い出せなくなっている人も多いでしょう。

手書きで文字入力をすることは、ワープロ変換に慣れた脳、**とっさに字が思い出せない脳を刺激する手軽な方法**です。

【第５の習慣】
メモをとるときは、
できるだけ手書きで

手書きは、学習・記憶・理解の効果を高めると、教育現場では信じられています。脳科学的に解釈すると、**「字を書く」という行為は指先を使う作業**であり、書くという**1つの行為に意識が集中することで脳を活性化**させます。

手書きでは一字一句を「これでいいのだろうか」と考えながら**左の前頭前野を使って書きます**。

書くことは記憶力を増進させる効果もあります。漢字を覚えるときには、何度も紙に書いて覚えたはずです。ただ眺めているよりも、紙に書いたほうがより記憶が強化されるからです。

ですから、手書き入力を積極的に行なって、手っ取り早く脳を活性化してみてください。

第５の習慣

メモをとるときは、できるだけ手書きで

ポイントまとめ

◎スマホのカメラ機能やPCのメモ機能の使いすぎは、脳をサボらせる（楽をさせる）ことになる。

◎手書きは、「指先への直接的な刺激」「力の入れ方で文字の濃さ、太さを調整」「全体のバランスを見ながら、文字のサイズ、行送りを調整」など、無意識に多くの感覚を働かせている。

◎手書きでの文字入力は、ワープロ変換に慣れた脳、とっさに字が思い出せない脳を刺激する手軽な方法。

◎「字を書く」行為は、指先を使う作業かつ１つの行為に意識が集中することで脳を活性化する。

◎脳科学的にも、見て覚えるより書くことで覚えるほうが記憶が強化される。

第6の習慣

俳句と川柳で「連想記憶」を鍛える

記憶のメカニズム

脳は、新しい情報を保存し、その情報を必要に応じて取り出します。これらの一連の過程が「記憶」です。新しい情報が重要でないと判断すると、一時的には覚えているものの、脳にたくわえられません。

側頭葉の奥のほうに、海馬《かいば》という部分があります。海馬は、タツノオトシゴのような形をしています。ギリシャ神話の海神ポセイドンがまたがる海馬の形に似ていることから名付けられました。

日常的な出来事や、勉強して覚えた情報は、海馬の中で一度ファイルされて整理整頓され、その後、大脳皮質にためられていくといわれています。

つまり、私たちの脳の中で、**「新しい記憶」は海馬に、「古い記憶」は大脳皮質にファイルされている**のです。

まとめると、記憶は、①**「記銘（情報を学習し覚える）」**→②**「保持（情報を記憶としてたくわえる）」**→③**「再生（情報を思い出す）」**の三段階からなっています。

物忘れのとき、脳では何が起こっているのか？

加齢による物忘れでは、先の三段階のうち、③「再生」の機能が低下しています。覚えていることを思い出すまでに時間がかかるのです。

例えば、「うっかり約束の時間を忘れてしまう」「財布をどこに置いたか忘れて探している」などは、単なる「物忘れ」であり、認知症の症状ではありません。「約束したこと」や「財布を置いたこと」自体は覚えていて、〝自分が忘れていること〟には自覚があるので、日常生活に支障はありません。

認知症の物忘れは、「約束したことを覚えていない」「財布をどこかに置いたことを忘れている」といった、〝そのこと自体〟を覚えていないことです。

これは、記憶の始まりの①「記銘」ができなくなることによって起こります。

認知症では、少し前の体験そのものを忘れてしまい、何度も同じことを尋ねるといったことが起こります。特に食事や外出などの**「エピソード（出来事）記憶」**が障害されやすいといわれています。

俳句という連想ゲーム

さて、前置きが長くなりました。俳句と川柳は同じ「俳諧の連歌」から生まれた兄弟のようなものです。

俳句は、「古池や蛙飛びこむ水の音」のように、五・七・五の十七音で表現する詩を指します。

川柳も五・七・五で表現されますが、俳句との違いは「季語」がない点です。また、俳句と比べて自由度が高いのが特徴です。

どちらも自然の力、一瞬の美、心を打つ体験などに刺激されて生まれます。17文字に凝縮して表現するというのは、先人たちの知恵と創意工夫の賜物です。

ちなみに、私の知人の米国・国立衛生研究所のハレット教授は俳句をたしなんでいます。文化の違いで、必ずしも季語は必要ありません。日本で開催された国際学会の懇親会で彼が詠んだ句を紹介します。

Drink it hot or cold（熱かんでも冷やでも飲もう）
In either square or round cup（枡やおちょこで）
You will still get drunk（すっかり酔っ払っちゃうよ）

ある記憶を思い出すと、それに関連した記憶も同時に思い浮かびます。これは、**「連想記憶」**と呼ばれています。つまり、**人間は、ある手がかりを得ると、それに関連したものを同時に想記できる**のです。

テレビやラジオなどから昔の曲が聞こえてくると、その瞬間に、その当時の自分の状況が思い浮かぶことはよくあります。そのときに付き合っていた異性や、仲の良かった友人、生活の情景なども思い浮かびます。

記憶の「記銘」段階では、海馬の中で、学習時に活動した特定の神経細胞（ニューロン）の集団という形（記憶痕跡）で脳の中に保存されます。

ノーベル医学・生理学賞を受賞した利根川進先生らは、何らかのきっかけでこの記憶痕跡集団に属する一部のニューロンが活動すると、強い機能的結合で結ばれたニューロン集団全体が活動し、その結果として記憶が想起されると提唱しています。

また、**記憶は、学習した当時とまったく同じ状況ではなくとも、類似した状況など一部の手がかりで、その記憶全体を想起することが可能**です。

俳句や川柳は自然と湧いてくるべきものだと思います。ある日ふと、五・七・五が頭に舞い降りてくる。それが理想です。でも、普通の人には、〝神ってる〟状態に到達するには時間がかかります。

俳句を一種の連想ゲームと考えてみてください。

連想記憶のモデル

ある人の顔と声をそれぞれ覚えているニューロン群がある。その人と会って話をすると、2つのニューロン群が一緒に活動し、それらをつなぐシナプス強度が強くなる。その結果、次回から電話の声だけで相手の顔を連想するようになる（連想記憶）。

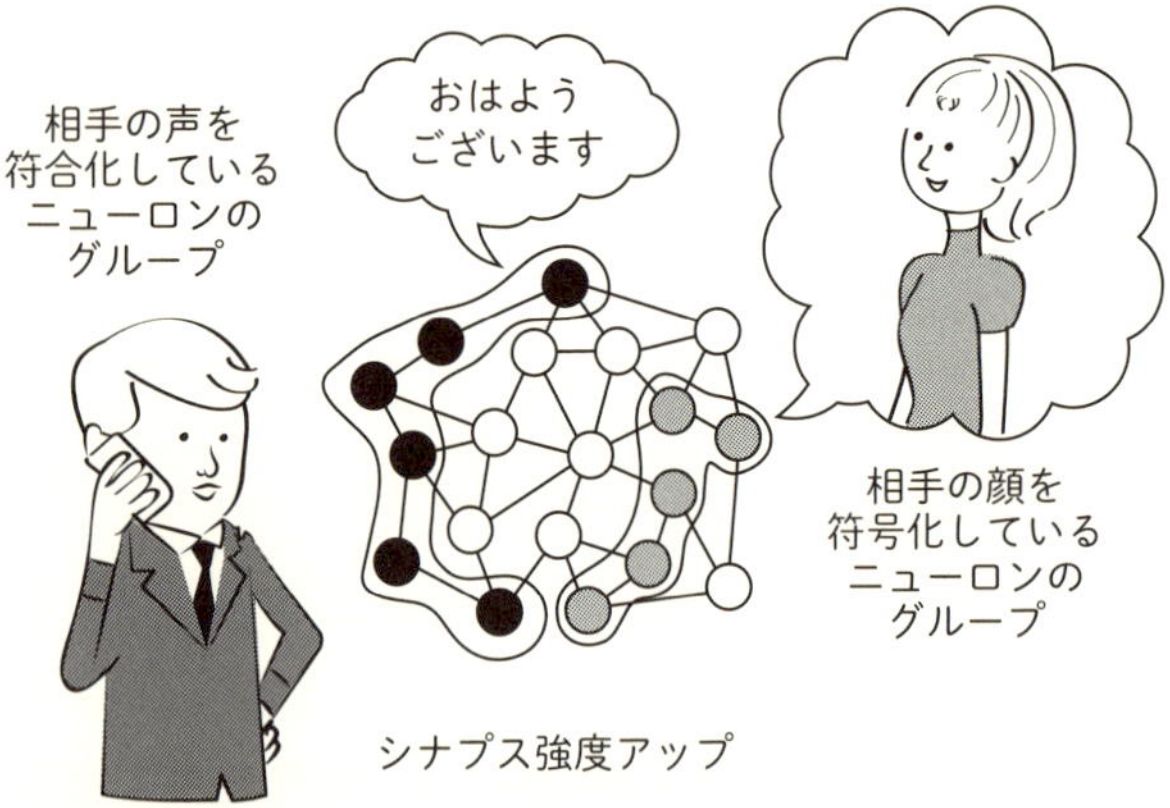

《出典》https://cbs.riken.jp/jp/public/tsunagaru/toyoizumi/02/を基に作成。

季語という導入句があり、そこからあなたの感性で「何を連想しますか？」みたいな感じです。

例えば「花鳥風月」から、あなたは何を連想しますか？

俳句や川柳をつくるのは、連想記憶のなせる業でしょう。

何か思い出せないときでも、連想記憶を使えば、脳の記憶過程を活性化させて、思い出せます。

言葉遊びから脳を刺激してみましょう。

第６の習慣

俳句と川柳で「連想記憶」を鍛える

ポイントまとめ

◎記憶は、①「情報を学習し覚える」（記銘）、②「情報を記憶としてたくわえる」（保持）、③「情報を思い出す」（再生）という三段階からなっている。

◎物忘れは、③「情報を思い出す」（再生）の機能が低下している。

◎ある記憶を思い出すと、それに関連した記憶も同時に思い浮かぶ。それを「連想記憶」と呼ぶ。

◎俳句の季語を導入に、自分の感性で連想するものを出していくことで、連想記憶を鍛えられる。

第7の習慣 日曜大工が脳を変える

「体で覚える」という脳への効用

私が米国シカゴに留学していたとき、一番驚いたのは、「Do it yourself, DIY」の習慣です。米国人は、ちょっとしたものなら、自分でつくったり、修繕したりします。

米国では自動車が大事な生活手段なので、タイヤがパンクしたり、自動車の電気系統が故障しても、まず自分で直そうとします。

私は、そういう経験がまったくなかったので、車の調子が悪くなると自動車修理工場に持って行きました。悲しいかな、英語がうまく通じないのか、修理業者が直したといっても、しょっちゅうトラブル続きでした。

そうこうするうち、ラジエーターの冷却水やエンジンオイルのチェックは、自然と覚えるようになりました。シカゴは寒い町なので、バッテリーがよく上がったりします。ジャンプスタートといって、もう一台の車とケーブルでつないで、エンジンをかけるという手段を習いました。

九州大学に戻ってしばらくした頃、駐車場で途方に暮れているドクターに会いました。どうやら、バッテリーが上がったようでした。さっそく、ジャンプスタートを行なった結果、エンジンが動き出し、とても感謝されました。シカゴでの経験が少しは生かせたわけです。

この**「自らの手で修繕する、改良する、つくる」という行為は、脳にもとてもいい効果がある**のです。

認知症にも負けない、体で覚えた「手続き記憶」

認知症では、楽器や裁縫、家事など、技能を通した**「手続き記憶（技の記憶）」**は障害されにくいといわれています。

「手続き記憶」とは、本人が繰り返し学習や練習によって身につけた技術を無意識のうちに記憶していることです。

例えば、「自転車に乗る」「泳ぐ」「スキーを滑る」「ピアノを弾く」などです。

認知症になっても、比較的体得した記憶は残りやすいといわれています。

手続き記憶は、一度しっかり覚えれば、なかなか忘れることはありません。10年間も自転車に乗らなくても体が覚えていて、ちゃんと乗ることができます。

手続き記憶で中心的な役割を果たしているのは、海馬ではなく、脳のずっと奥にある「大脳基底核《だいのうきていかく》」と、後ろ側の下のほうについている「小脳《しょうのう》」です。（第1の習慣の図「運動（動作）と脳の関係」参照）。

「大脳基底核」は、脳が体の筋肉を動かしたり止めたりするときに、「小脳」は筋肉の動きを細かく調整してスムーズに動くために働きます。

私たちが一生懸命に体を動かし、何度も失敗を繰り返しながら練習するうちに、「大脳基底核」と「小脳」のネットワークが正しい動きを学び、記憶していくのです。

こうして体で覚えた「手続き記憶」は、消えることなく、いつまでも私たちの脳に刻み込まれます。

複数の情報を組み立てて、問題を解決する「作業記憶」も一緒に鍛える方法

もう1つ大事な記憶が**「作業記憶」**です。

「作業記憶」は簡単にいうと、**「物事を考えるときに使う記憶」**です。私たちが考えるときは、複数の内容を同時に頭の中で覚えておかないと、それらの関係を判断して、行動できません。

例えば、スーパーに買い物に行きながら、料理に必要な夕飯の材料を覚えておくなど、「何かをしながら、短時間だけ記憶する作業」はしょっちゅうあります。

このように、行動しながら記憶することを「作業記憶」と呼びます。

普段の会話でも、私たちは何気なく作業記憶を使っています。相手に聞かれた質問を覚えておくことで質問に答えられます。読書でも登場人物や、前のページの場面を覚えていることで、文脈が理解できます。

このタイプの記憶は、考えている間、頭の中にあればいいので、短い記憶の一種です。**「前頭連合野《ぜんとうれんごうや》」**という部分があり、それが作業記憶の中心的役割を担っています。

前頭連合野は、脳のあちこちにファイルされている情報をかき集めて、一時的に保存することができます。

そして、集めた情報を組み合わせたり、ばらばらにしたりして、「これからどうするか」といったことを考える場所です。

いろいろな情報を組み立てて、問題を解決するときに「作業記憶」は威力を発揮します。

そのような意味で、「作業記憶」こそ、最も人間特有の記憶といえるかもしれません。

作業記憶は20〜30代がピークで、年齢が上がるにしたがって機能が衰えていきます。

では、低下した作業記憶の機能は、鍛えることができるのでしょうか?

会話したり、料理をしたり、買い物に出かけたりする行動のすべてで作業記憶を使っています。大勢の人と一緒に活動したり、楽しくコミュニケーションをとることは、脳へ刺激を与えて脳の神経細胞を活性化させます。

それで十分かもしれませんが、日曜大工（ＤＩＹ）は、「手続き記憶」と「作業記憶」を使いながら、脳を活性化させます。

あなたも、これぞと思うＤＩＹを見つけて、重要な2つの記憶のトレーニングを実践してみてください。

第7の習慣

日曜大工が脳を変える

ポイントまとめ

◎自らの手で「修繕する」「改良する」「つくる」は、脳にいい効果がある。

◎本人が繰り返し学習や練習によって身につけた技術を無意識のうちに記憶している「手続き記憶」は、認知症になっても障害されづらい。

◎「手続き記憶」とは、例えば「自転車に乗る」「裁縫」「家事」「泳ぐ」「スキーを滑る」「楽器を弾く」など。

◎「手続き記憶」で中心的な役割を果たしているのは、「海馬」ではなく、「大脳基底核」と「小脳」。

◎日曜大工は、「手続き記憶」に加えて、複数の情報を組み立てて、問題を解決する「作業記憶」にもいい効果がある。

◎「作業記憶」のピークは、20〜30代。年齢が上がるにしたがって機能が衰えていく。

第8の習慣

義務感をできるだけ避ける

刺激で生じたひずみを元に戻そうとする防御反応

40代、50代になると、仕事の責任が重くなり、やらなくてはいけないと思う「義務感」が強くなって、ストレスがたまるものです。

さて、ストレスとは何でしょうか？

もともとは、物理学で用いられる「応力（ひずみを元に戻そうとする力）」を意味します。

私たちの体は、刺激（ストレッサー）によって生じたひずみ（ストレス状態）を元に戻そう（ストレス反応）とします。それらが、さまざまな体への不調を引き起こす引き金になります。

セリエ博士は、1936年ネーチャー誌に有名な論文「各種有害要因によって引き起こされる症候群」を発表しました。ストレス学説の最初の論文ですが、文中にストレスという言葉は使っていません。

人はストレッサーを認知すると、体内でそれを解消しようとする防御反応が生まれます。それが、ストレス反応です。

ストレスをコントロールする
脳内物質「セロトニン」を増やす方法

人によっては思いもよらない出来事がストレスになります。

親しい人との死別や離婚、あるいは病気になるなどといった悲しい、つらい出来事がストレスとなるのはよく理解できます。しかし、昇進や結婚、子供の独立など、どちらかというと明るい人生の転機でさえストレスとなることがあります。

ストレス反応は3つに分類できます。

心理面では、焦り・イライラ・不安といった内的な部分に影響します。

身体面では、肩こりや頭痛・睡眠障害などが起こります。

行動面では、仕事上でのミスや飲酒量の増加・食べ過ぎなどにつながります。

これらのストレス反応は、心拍数や血圧の変化のような自律神経系を介した反応、副腎皮質ホルモンやアドレナリン分泌のような内分泌系を介した反応、不安などの感情の変化、そして行動の変化などを含みます。

いずれも、**脳を介した生体反応**です。

残念ながら、ストレスを完全に消し去ることはできません。ただ、ストレスをコントロールして、心のバランスを整えることならできます。

その鍵となるのが、**「セロトニン」**という脳内にある物質です。

セロトニンは、脳内で働く神経伝達物質の1つで、睡眠や食欲、気分を調整してくれます。セロトニンが不足すると、脳の機能の低下が見られたり、心のバランスを保つことが難しくなります。

セロトニン不足は、ストレス障害やうつ、睡眠障害などの原因になりうることも知られています。**ストレスに負けないためには、セロトニンを上手にコントロールする**ことが欠かせません。

よく冬になると「どんよりとした天気で気持ちが滅入ってしまう」というお決まりの文句があります。実際、季節性情動障害は、光を浴びないことも大きく影響しています。

オーストラリアの研究者グループ（2002年）は、晴れの日のほうが曇りの日に比べてセロトニンの値が高いことを発見しました。

太陽の光を浴びることは、セロトニンが増え、気分が盛り上がります。ぜひ、早起きして朝の習慣にしたいものです。

「セロトニン」を増やす、もう１つの方法

「リズム運動」も大事です。これは一定のリズムに合わせた運動のことで、ウォーキングやジョギングはもとより、歌うことも含まれます。疲れた脳を活性化させるために、セロトニンを分泌させるので、20分程度の運動量でも十分です。

日常生活においてストレスを感じたときに、そのストレスと上手に向き合うための技術や能力が必要です。

ストレスに対してなんとなく行動するのではなく、適切に対処することでストレスは減らすことができます。

長年、教授をやっていると、目の前にある、片づけなければならない仕事がすぐ山積みとなり、ホトホト疲れます。今日は、自分の時間が少し取れそうだなと思って出勤すると、予想もしない仕事が舞い込んできます。

職務とは思いながら、この義務感はつらいものがあります。

「興味のない仕事をやらされている」と考えるか、「これをやれば、何かおもしろいことがありそうだ」と考えるかで、ストレスの感じ方も変わります。

最近は、そのようなポジティブシンキングをするようにしています。２０１９年全英女子オープンでメジャー制覇した渋野日向子選手は「スマイルシンデレラ」と呼ばれています。プレー中に絶やさない〝笑顔〟は今や、彼女の代名詞です。

「楽しくプレーする」ことが、試合中のストレスを和らげ、いいプレーにつながっているのでしょう。

現代はストレス社会です。私たちは家庭、学校、職場などで多様なストレスにさらされています。

もし興味があれば、**「5分でできる職場のセルフストレスチェック」**（http://kokoro.mhlw.go.jp/check/）をやってみてください。

こころのストレス度がチェックできたら、きっといい対処法が見つかります。

第8の習慣

義務感をできるだけ避ける

ポイントまとめ

◎私たちの体は、刺激（ストレッサー）によって生じたひずみ（ストレス状態）元に戻そう（ストレス反応）とする。

◎人は、ストレッサーを認知すると、体内でそれを解消しようとする防御反応が生まれる。これが、ストレス反応。

◎ストレス反応は、「心理面」「身体面」「行動面」の3つに分類でき、いずれも脳を介した生体反応。

◎ストレスを完全に消し去ることはできないが、脳内物質「セロトニン」を上手にコントロールすることで、心のバランスを整えることができる。

◎セロトニンを増やすのに、「太陽の光を浴びる」「20分程度のリズム運動」「同じ仕事でも、楽しんでやるといったポジティブシンキング」といったものがある。

◎義務感をできるだけ避けることにより、脳へのストレスも和らぐ。

第9の習慣

ストレッチより週3回の有酸素運動

学会が認める、薬を使わずに認知症に効く治療法

第2の習慣でお伝えしたように、私は週2回以上、30分以上の水泳をすることを心がけています。この習慣は、もう20年以上続いています。

自分の運動能力に応じて無理のない程度の運動を継続することは、どの脳科学の本でも勧めています。

運動は、最も効果が高い認知症の予防法です。

特にウォーキングなどの有酸素運動は、脳の血流を良くする効果があります。

さらに、運動は内臓脂肪を燃やし、血糖値や中性脂肪値を下げ、血圧を下げる効果があり、いわゆる善玉のHDLコレステロールを高める働きもあるのは、ご承知のとおりです。

『認知症疾患治療ガイドライン2017』（日本神経学会編）によると、認知症の薬を使わない治療法の中で有効性がほぼ確立しているのは、運動療法のみです。

1日あたりの歩行距離400m以下で、アルツハイマー病の危険度が2倍以上

認知症の発症予防についての運動の有効性を証明した代表的研究にホノルル・アジア加齢研究があります。2004年、アボット博士らは、71〜93歳の日系ハ

ワイ人男性3734名のうち、認知症患者を除外した2257名を4年間追跡調査しました。

4年間で158名が認知症を発症しました。運動との関連では、1日あたり400m未満しか歩いていない人たちは、それ以上の人たちに比べて、アルツハイマー病の危険度が2倍以上高くなりました。**1日あたりの歩行距離に比例して、認知機能の低下も抑制**されました。

有酸素運動で、海馬が1〜2歳若返る

運動が脳に与える影響は、基礎的研究でも調べられています。

2011年、エリクソン博士らは、55〜80歳の健常者120名を有酸素運動群とストレッチ群の各60名にランダムに二分し、半年後、1年後に認知機能検査と

脳ＭＲＩを行ないました。

有酸素運動群では、記憶に大事な海馬の体積が1年間で約2％増加したのに対し、ストレッチ群では逆に減少していました。

有酸素運動群での空間性記憶検査の結果と海馬の体積変化率とを比べると、両者の間には、弱いながらも正の相関が見られました。エリクソン博士らは、これらの結果について**有酸素運動は、海馬を「1〜2歳、若返らせた」**と言っています。

「脳トレ」は、効果がない⁉

では、いわゆる「脳トレ」は、有効なのでしょうか？

現時点では、有効性が確認されていません。２０１０年、オーエン博士らはネイチャー誌に「脳トレ」の効果がないことを報告しました。

参加者は、18〜60歳の1万1430名です。A群は類推や問題解決に関する課題、B群には記憶や注意、計算などを含む脳トレ、コントロール群にはインターネットでの検索をいずれも1日10分、週3回、6週間、してもらいました。

もし脳トレが有効なら、A群、B群のどちらかはコントロール群に比べて良好な結果が得られるはずです。結果は、訓練期間の前後の認知機能の変化に3群間で差はなく、**脳トレに特別な効果は認められませんでした**。

この研究は、1万名を超える多人数を対象としていること、2種類の脳トレ群を設定し、適切な解析を行なっていることから、現在のところ、その結果を覆す報告はありません。

この結果からわかるように、**認知症の発症予防に対する運動、特に有酸素運動の有効性は、ほぼ確立されています**。認知症の進行抑制についても有効である可能性はありますが、エビデンスの確立のためにさらなる研究が必要です。

脳が喜ぶ運動の時間と強度、運動方法

アルツハイマー病では、異常なアミロイドベータ蛋白やタウ蛋白がたまります。最近の研究で、これらの異常な蛋白をたまりにくくする方法もいろいろとわかってきました。

オコンコー博士らの研究（２０１４年）では、「適正体重」「身体活動」「健康的な食事」といった条件が当てはまる人では、脳内のアミロイドベータ蛋白やタウ蛋白の蓄積が少なく、脳組織の萎縮も抑えられていることが確かめられました。

さらに、身体活動が多く、日々をアクティブに過ごしている人では、アルツハイマー病に関連付けられる脳の変性（やせ）が少ないことが判明しました。

それには**1日30分の有酸素運動を週3日以上行なうのが目安**とされています。

30分の時間をとるのが難しいという人は、10分を3回に分けて行なっても効果があります。

運動の強度は「楽」から「ややきつい」と感じられる程度が基準となります。楽しみながら行なうと、脳が活性化するため、認知症予防の効果がさらに上がることが期待できます。

記憶力の回復のためには、体と脳に同時に負担をかけると、より効果的です。体と脳でそれぞれの課題を同時に行なう能力は、加齢とともに次第に衰えていきます。

「歩きながら計算」をしたり、**「踏み台を昇降しながらしりとりを行なう」**といった運動プログラムを行なうと、記憶力や判断力が向上し、認知症予防が期待できます。

第９の習慣

ストレッチより週３回の有酸素運動

ポイントまとめ

◎有酸素運動は、最も効果の高い認知症予防法。

◎１日当たりの歩行距離400m未満しか歩いていない人は、それ以上の人に比べて、アルツハイマー病の危険度が２倍以上。

◎ストレッチは、記憶に大事な海馬の体積が１年で減少する一方、有酸素運動は約２％増加。

◎脳に効果がある有酸素運動の目安は、「１日30分の運動を週３日以上」「強度は、楽からややきついと感じられる程度」。

◎「歩きながら計算」「踏み台を昇降しながらしりとりを行なう」といった運動プログラムを行なうと、記憶力や判断力が向上する。

◎ちなみに、脳トレは、2019年８月時点では有効性が確認されていない。

第10の習慣

脳科学者もやっている「ボケない食事法」

アルツハイマー病は、脳の糖尿病

　私が教鞭を執っている九州大学は、１９６１年から、福岡市に隣接する久山町（人口約８４００人）の住民を対象に、生活習慣病の原因究明と予防を目的に、検診と疫学調査を行なっています。

　久山町住民は、全国平均とほぼ同じ年齢・職業分布を持っており、偏りのほとんどない平均的な町です。

この「久山町研究」から、アルツハイマー病は「脳の糖尿病である」ことがわかってきました。

久山町では研究に参加している人が亡くなると、病理解剖を行ない、死因について詳しい解析を加えます。

その中で、中高年のときに糖尿病だった人とそうでない人が、20年後、30年後に認知症になる割合に、どれくらいの違いがあるかを調べました。

その結果、**高齢糖尿病患者では、認知症の合併が多い**ことが明らかになりました。糖尿病のある人は、そうでない人に比べ、アルツハイマー病や血管性認知症の**発症リスクが2〜4倍に上昇**します。

糖尿病の人がアルツハイマー病を発症しやすいもう1つの理由は、糖尿病は「脳の動脈硬化を促進する」からです。動脈硬化が進めば脳梗塞の発症リスクが高くなり、血管性認知症にもなりやすくなります。

さらに、食後の血糖値が高くなる「食後高血糖」が続くと、酸化ストレスや炎症、糖を燃やしたときにできる有害物である「終末糖化産物」などが、脳の神経細胞にダメージを与えることもわかってきました。

恐ろしいことに、糖尿病の前段階である「耐糖能異常」の場合も、いわゆる「糖尿病予備軍」も認知症のリスクが高くなります。

アルツハイマー病患者の脳には「老人斑」というシミのようなものが増えます。

老人斑には**「アミロイドベータ」**という物質がたまっており、この異常蛋白が増えることで、脳の神経細胞が死んでいくと考えられています。

アルツハイマー病とインスリンの深い関係

最近、アルツハイマー病にはインスリンがかかわっていることがわかってきました。

脳の神経細胞のエネルギー源のほとんどは糖で、脂肪などは使われません。脳神経細胞は糖を取り込むためには、インスリンを必要とします。

糖の取り込みは、神経細胞を囲んでその機能を支えている**「グリア細胞」**が行なっています。

グリアとは、膠《にかわ》という意味で、これまでは、単に神経細胞の隙間を埋めるサポート役にすぎないと考えられてきました。ところが、**糖の取り込みに大きな役割を果たしている**のです。

グリア細胞の一種であるアストロサイトは、神経細胞が正常に働けるように環境整備を行なっています。例えば、血管と神経細胞のインターフェースとして、神経細胞に栄養を供給したり、老廃物を取り込んだり、リサイクルしたりしています。

さらに、**アストロサイトが活性化すると、神経細胞間の情報伝達効率を変化させる作用を持つ**ことも知られています。

この情報伝達効率の変化は、記憶や学習の基盤と考えられています。

このアストロサイトが血液中の糖を取り込んで、その糖を神経細胞に渡します。神経細胞は、受け取った糖をエネルギーに変換して活動しています。

アルツハイマー病の脳では、グリア細胞へ働きかけるインスリンが不足します。そうすると、グリア細胞は血液中の糖を取り込めなくなります。情報伝達効率が悪くなり、結果、記憶や学習にも影響が出てくるわけです。また、インスリンの働きが悪くなる「インスリン抵抗性」も、認知症の進行に影響します。

血糖値が高くなると、脳内でインスリンの働きが悪くなるとともに、アミロイドベータが増えやすくなると考えられています。

「HbA1c値7・0%未満」を目指して、血糖コントロール

糖尿病の人が認知症になるのを防ぐために、まず必要な事柄は、**「血糖コントロールを改善する」**ことです。健康診断でチェックできるHbA1c（ヘモグロビン・エーワンシー）値の上昇とともに、認知機能、なかでも前頭葉機能が低下することが示されています。

「HbA1c値7・0%未満」を目標にコントロールすることが、認知機能を良好に保つために必要であることがわかっています。食後に高血糖状態になることや、血糖値が1日の中で大きく上下することは認知症のリスクにつながります。

薬物治療で、血糖値が下がりすぎる「低血糖」のリスクも起こります。

重症の低血糖は、脳の神経細胞にダメージを与えます。重症低血糖の経験のあ

る人は、ない人に比べて、認知症の発症リスクが約2倍になるという報告があり
ますので、注意が必要です。

国際アルツハイマー病協会も認める
アルツハイマー病を予防する食材

国際アルツハイマー病協会（ADI）は、アルツハイマー病を予防するために、食事に関して、次のことを毎日続けることを勧めています。

まずは、**魚・野菜・果物・大豆**を十分に食べることです。

具体的には、コレステロールを減少させるDHA（ドコサヘキサエン酸）やEPA（エイコサペンタエン酸）を多く含む魚、特に**サバ・イワシ・サンマ**などの青魚を摂ります。

大豆製品にはコレステロールや中性脂肪を低下させる働きのある栄養素が含まれますし、納豆に含まれるナットウキナーゼには、血栓の主成分フィブリンを溶かす働きがあります。

緑黄色野菜に含まれるビタミンやポリフェノールなどの抗酸化作用のある栄養素には、活性酸素によって受ける神経細胞のダメージを減らす作用があります。

また、**果物・ベリー類・海藻類・ナッツ類**も有効とされています。

これらの栄養素は日本食に多く含まれるので、日本食が認知症予防に効果的とする研究も報告されています。

古くから「一汁一菜」という言葉があります。もともとは、おかずが一品のみしかない「質素な食事（粗食）」の意味で用いられてきました。

食生活の欧米化や「飽食」は、認知症のリスクとなります。一汁一菜もちょっとした配慮・工夫で栄養バランスが良くなり、健康で長寿や認知症の予防となります。私たちの祖先が培ってきた和食の良さを、再認識したいものですね。

第10の習慣

脳科学者もやっている「ボケない食事法」

ポイントまとめ

◎アルツハイマー病は、脳の糖尿病といわれている。
◎高齢糖尿病患者では、認知症の合併が多い。
◎糖尿病のある人は、そうでない人に比べて、アルツハイマー病や血管性認知症の発症リスクは2〜4倍に上昇。
◎アルツハイマー病患者の脳には、「老人斑」というシミのようなものが増える。その老人斑には「アミロイドベータ」という異常蛋白がたまっており、増えると脳の神経細胞が死んでいく。
◎糖の取り込みに大きな役割を果たしている「グリア細胞」の一種である「アストロサイト」を活性化させる必要がある。
◎認知機能を良好に保つためには、「HbA1c値7.0%」未満を目標に、血糖コントロールする。
◎アルツハイマー病を予防する食材は、「青魚」「緑黄色野菜」「大豆（納豆）」「果物」「ベリー類」「海藻類」「ナッツ類」。

第11の習慣

ダラダラしながら仕事をしない

選択と集中

脳の重さは体重の約2％しかないのに、全身のエネルギーの約20％を消費しています。ある意味、脳はとてもぜいたくな臓器です。非効率な仕事は、脳のエネルギーの無駄遣いです。

読者の皆さんは、週間スケジュール、月間スケジュール、年間スケジュールのもとに、日々の生活を送っていると思います。私も同様です。

ただし、降ってくる仕事を次々に片づけておかないと、大変なことになります。**脳を活性化させるには、「選択」と「集中」が大事**です。

私の場合は、日間スケジュールを前日の夜に決めます。つまり、週間スケジュールの中には、当然やることリストがあり、それを終了させるためには、**日間スケジュールを立てる**必要があります。

ここで言う「選択」と「集中」とは、企業が事業分野の中から最も強みとする分野を選択し、そこに経営資源を集中投入することで、高い成果や発展を得ることができる、と考える経営手法ではありません。

簡単に言うと、**情報を取捨選択して、どこに集中すればいいのかを考える**ことです。

複数の情報があふれているとき、その中のある情報に対して注意を向けることを**「選択的注意」**と呼んでいます。

大勢の人がいるにぎやかな場所でも、自分の名前や自分に関連する言葉、また相手との会話などは容易に聞き取ることができます。

これは、「カクテルパーティー効果」と呼ばれ、選択的注意の1つとして古くから知られています。

このように、人間は音を処理して、必要な情報だけを選択し、脳の中で再構成していると考えられます。この機能は、音源位置の差、音源ごとに異なる声の基本周波数の差があることに基づいています。

脳における「注意」の2つの種類

注意には、2種類のメカニズムが存在します。

1つは**「ボトムアップ型注意」**と呼ばれるものです。多数の青色の刺激の中で黄色の刺激が1つだけであれば、目標の刺激が目立つ（ポップアウト）ために容易に見つけ出せます。

ポップアウトする刺激（左）としない刺激（右）

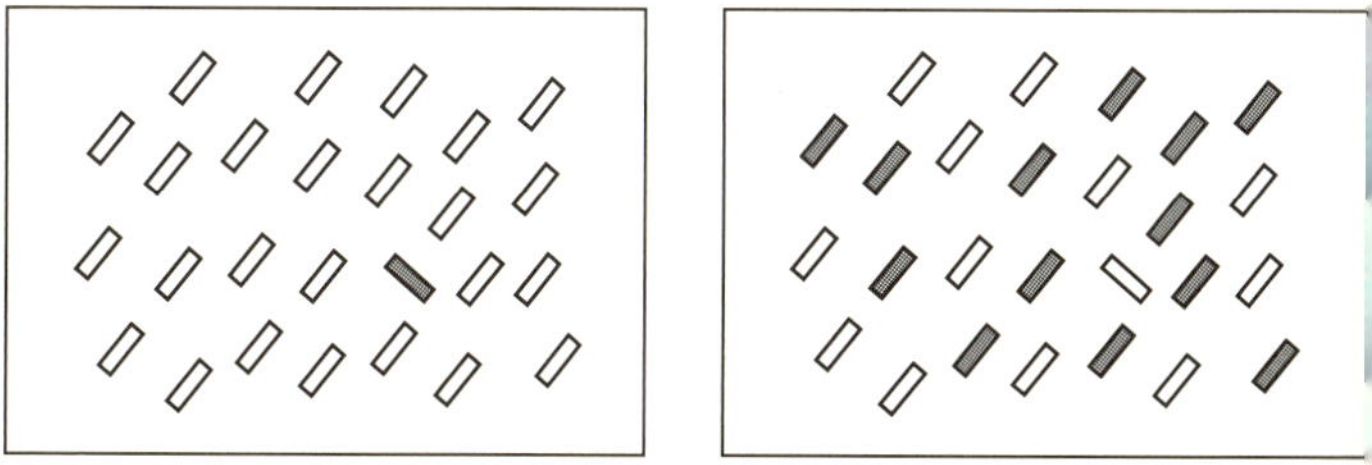

ボトムアップ型注意の受け手は、視覚野、聴覚野などの最初に脳に感覚がインプットされる場所です。受動的で、日常生活動作に必要とされる注意機能です。

もう1つは**「トップダウン型注意」**と呼ばれます。選ぶべき刺激についてあらかじめ知識を持っていると、その刺激が目立たなくても、その特徴に注意を向けることで見つけられます。

トップダウン型注意の司令塔は、前頭前野です。動機づけとそれに基づく能動的な判断で、刺激対象を見極めます。

『ウォーリーをさがせ!』は、まさに何のヒントもないボトムアップ型注意からウォーリーを探すことになります。仮に、何らかのヒント、ウォーリーの特徴は「赤と白の縞模様の服・長靴下・帽子、ジーパン」ですが、「赤と白の縞模様の服」などの情報が脳にインプットされていれば、探すのはずいぶん楽になります。

これが、トップダウン型の利点です。

「日間スケジュール」で、脳のエネルギーを省エネ化

週間スケジュール、月間スケジュール、年間スケジュールは、ボトムアップ型注意のようなもので、選択の目安にしかなりません。

一方、日間スケジュールは、大まかなスケジュールの中身を肉付けするものです。**トップダウン型注意で、どれを選択し、何をするか（集中）を決める**ことになります。

「ダラダラしながら仕事をする」のは、脳のエネルギーの無駄遣いです。「選択」と「集中」によるトップダウンで前頭前野を使って、効率のいい仕事をしたいものです。

【第11の習慣】
ダラダラしながら
仕事をしない

第11の習慣

ダラダラしながら仕事をしない

ポイントまとめ

◎脳は、全身のエネルギーを約20%消費する、ぜいたくな臓器。非効率な仕事は、脳のエネルギーの無駄遣い。

◎脳を活性化させるのに、情報を取捨選択して、どこに集中すればいいかを考える、いわゆる「選択」と「集中」が大事。

◎脳における「注意」には、「ボトムアップ型注意」と「トップダウン型注意」の2種類がある。

◎「週間スケジュール」「月間スケジュール」「年間スケジュール」は、いずれもボトムアップ型注意のようなもので、選択の目安にしかならない。

◎「日間スケジュール」は、トップダウン型注意でどれを選択し、何をするか（集中）を決めることになるので、脳のエネルギーを省エネ化につながる。

第12の習慣

スマホを使う時間を決める

映像が脳に与える影響

あなたは、近年メディアをにぎわせている「ＩｏＴとは何か？」についてはっきりと答えられますか？

これは「Internet of Things」の略で、「モノのインターネット」と訳されます。パソコンやスマホなどの情報通信機器に限らず、すべての「モノ」がインターネットにつながることで、私たちの生活やビジネスが根底から変わるかもしれないという期待が込められています。

ＩｏＴ社会の到来によって、私たちはテレビ等の大画面から携帯電話等の小画面まで種々の映像にさらされる日常生活を送っています。

私たちは、映像により喜び、恐怖、悲しみなどさまざまな情動変化を起こします。これらの情動は、自律神経系の活動と密接に関係しています。**映像の種類によっては、脳機能に悪影響を及ぼし、自律神経などに関与した種々の生体反応が生じます**ので、注意しなければなりません。

「ポケモンショック」事件

映像視聴による脳の健康被害としては、１９９７年に放映されたテレビアニメ「ポケットモンスター」の視聴によるけいれん発作が有名です。全国の視聴者の６５０人以上がけいれん発作で病院に搬送されました。

50年以上前から、閃光刺激（フラッシュ）や光点滅（フリッカー）のような刺激は、光感受性を持つ人に片頭痛、けいれん発作などの症状を誘発することが知られていました。

１９９３年に、イギリスで放送された「ポットヌードル」という食品のコマーシャル（ＣＭ）が視聴者にけいれん発作３件と25人にその他の症状を誘発したという苦情が寄せられました。

そのＣＭは、背景で多くの白黒パターンや色が急速に変化し画面を覆うというものでした。放送局は、このＣＭの放送を直ちに中止しました。

イギリスの民間テレビ放送を規制・認可する「独立テレビ委員会」（当時）はガイドラインを作成し、１秒間に３回（３Hz）を超えた明滅、または背景画面の急速な変化と、画面の相当な面積を占める高コントラストの規則的パターンを使用禁止としました。

このような画像を日本のテレビ業界では「パカパカ」と呼んでおり、その刺激効果の強さから、よく使われていました。ポケモン事件は、イギリスにこのような規制があることを日本の放送関係者が知らずに引き起こしたものでした。

私は、急遽、組織された厚生省（当時）の班会議の班員として原因の究明にあたりました。

けいれん発作を引き起こした画像の真相

では、けいれん発作を誘発したポケモンの画像とは、どんなものだったのでしょうか？

調べてみると、赤／青の画面が1秒間に12回（12Hz）で入れ替わっていました。赤／緑は12Hzで点滅させると、色が融合して黄色になります。赤／青はマゼンタ（赤紫）色になります。

ソニーの協力で3Hz、6Hzの青／赤の明滅パターンをつくってもらいました。すると、6Hzでもてんかんの波が誘発されました。イギリスの放送コードでは、3Hzを超えた明滅、または背景画面の変化は禁止されています。まさに、これを予見しています。

実際にポケモンショックを起こした人の半分は、もともとてんかん素因を持つ子供でした。残りの半分は、脳波で調べても異常はなく、今までにけいれんを起こしたことはありませんでした。

つまり、**ポケモンの青／赤刺激は、非常に強烈で、てんかん素因を持たない子供にも、けいれんを誘発した**ことになります。

眼と脳の視覚野の関係と、けいれん発作のメカニズム

それでは、てんかん素因を持たない子供にもけいれんを誘発したメカニズムは、どんなものだったのでしょうか？

人間の眼の網膜には、視野5度に錐体《すいたい》が密に配列されています。視野5度というのは、30cmの距離で2・5cmの大きさになります。スマホ画面の横の大きさが約5cmです。

錐体は、赤、緑、青の3種類があり、波長の長さで刺激される錐体の割合が変わり、種々の色を知覚します。赤と緑の組み合わせは、脳の中では、視覚野の神経細胞を抑制します。一方、**赤と青は、興奮性に作用**します。

赤と青を点滅させると、脳の神経細胞が興奮して、けいれんしやすくなるので

す。

ポケモン事件以降も、テレビ番組以外に、ビデオゲーム、パソコンディスプレイ、携帯ゲーム機画面を視聴中にけいれん発作が発症した事例がいくつも報告されています。

その他にも、仮想環境エンターテイメント、立体映画、手持ちカメラによる手振れ、意図的な回転などによって大きく動揺する映像の視聴中に、多くの観客が気分を悪くして途中退出した例など枚挙にいとまがありません。

ＩｏＴ社会の到来で、多様なメディアの拡がりと、大画面化や近距離での個人視聴などの視聴環境の変化に伴い、この種の脳の健康被害がいっそう増加することが懸念されます。

画面から遠ざかっても、明るくしても、刺激を受けるものだから、「時間」を制限する

ポケモン事件を機に、「テレビを観るときは部屋を明るくしてテレビから離れて観てください」と促すテロップが流されるようになりました。

しかし、これは、本当は間違いです。

テレビの最適な視聴距離は、画面の縦サイズを3倍した距離が目安とされています。

例えば、37インチ（ワイド型）の場合、画面の縦サイズは約46cmなので、テレビとの間の距離は１４０cmが最適ということになります。

１４０cmの距離で、視野5度は計算すると12cmになります。仮にこの倍の２８０cmの距離で観ても24cmとなります。

しかし、遠く離れていても、錐体は十分、刺激されます。

また、錐体は、明るいところで、色を認知しています。錐体はろうそく10本分の明るさなら、色を認識できます。液晶画面はだいたいろうそく500本分の明るさです。そうすると、テロップの条件は、ほぼ意味をなさないことがわかります。テレビを3m以上離れて観るとか、部屋を明るくしたところで、錐体は画面の色や明るさを検知できるのです。

遺伝子の働きがすべてわかったとしても、iPS細胞から目的とする細胞だけをつくれるようになっても、精巧な脳の仕組みは、神様以外にはつくれません。

この贈り物を大切に守ること、つまり、**脳の健康を守ることがIoT社会では重要**です。

視野の中心5度は、色や光の変化に敏感です。

ポケモンショックのように脳を過剰に刺激しないためには、スマホを使う時間を制限する必要があるのです。

【第12の習慣】
スマホを使う
時間を決める

第12の習慣

スマホを使う時間を決める

ポイントまとめ

◎映像は、種類によっては脳機能に悪影響を及ぼし、自律神経などに関与したさまざまな生体反応が生じる。
◎1997年に起きた「ポケモン事件」（全国の視聴者の650人以上がけいれん発作で病院に搬送された事件）は典型例の1つ。
◎赤と青の組み合わせは、興奮性に作用する。赤と青を点滅させると、脳の神経細胞が興奮して、けいれんしやすくなる。
◎テレビ番組に限らず、ビデオゲーム、パソコンディスプレイ、携帯ゲーム機画面を視聴中にけいれん発作が発症した事例がいくつもある。
◎IoT社会の到来で、大画面化や近距離での個人視聴などの視聴変化に伴い、今後、脳の健康被害がいっそう増加することが懸念される。
◎画面から遠ざかっても、明るくしても、脳は刺激を受ける。一番の対策は「時間」を制限すること。

第13の習慣

毎朝決まった時間に起きる

脳には「2つの時計」がある

「脳の中に時計がある」というと、皆さんはビックリされるかもしれません。それも、「2種類ある」というとなおさらでしょう。

その1つは、**「体内時計」**です。

ヒトは、地球の昼夜のリズムに合わせて睡眠と覚醒の周期を保っています。この体内リズムは、脳の深部にある視床下部《ししょうかぶ》の視交叉上核《しこうさじょうかく》で調節されています。

ヒトの体内時計の1日は、正確には24時間でなく、およそ25時間です。私たちは、毎朝、太陽の光を浴びては、自分のリズムを地球時間の24時間に調節しています。

およそ1日24時間のリズムを刻むメカニズムを**「概日《がいじつ》リズム（サーカディアンリズム）」**と呼んでいます。

私たちほ乳類をはじめ、植物、昆虫、魚、バクテリアなど、地球上のあらゆる生物で観察されるものです。

概日リズムは、地球の約24時間の自転周期に伴う環境の変化に適応するために、生物が長い進化の過程で獲得した能力です。

体内時計は、睡眠・覚醒、活動・休止などの行動や認知などの高次脳機能のみならず、体温、血圧、脈拍といった自律神経系、コルチゾール、メラトニンなどの内分泌ホルモン系、免疫、代謝系なども約1日を周期とする生体リズムをつくっています。

その結果、ヒトが1日の昼夜リズムに合わせて効率良く、しかも快適に生活できるようにしているのです。

では、リズムを刻む時計の針は、何でできているのでしょうか。

それは、「ピリオド」と呼ばれる蛋白質で、その蛋白質の量が一番少ないときが昼間、一番多いときが夜になります。

脳は、時間情報を正確に検出する

もう1つの時計は、時間情報を正確に検出する**「脳のネットワーク」**です。

私たちは「時が移ろう」ことを自覚しています。そのため、数分〜数時間以上の時間的感覚は「作業記憶」との関連が指摘されています。

サルの実験やヒトでの機能的MRI研究でわかったことがあります。それは、時間の認識が必要な課題をさせると、右背外側前頭前野、右頭頂葉後部が活動するというものです。

脳の深部にある大脳基底核、視床も、時間間隔やタイミング、事柄の順序づけなどに重要です。

さらに、ヒトは複数の感覚系から入力される情報を統合し、外界の出来事を1つの事象として認識します。

例えば、拍手をしている手と拍手の音を同時に見聞きしたとき、音と手が打ち合わさる映像は同時に起こっているものと知覚するのです。

以上のように、脳の中の時計には、**自動的なもの（体内時計）と主観的な判断を伴う能動的なもの（脳のネットワーク）の2種類がある**と推測されます。

ブルーライトでリズムが狂っているから、毎日決まった時刻に起きてリズムを整える

近年、デジタルディスプレイから発せられるブルーライトが注目されています。

ブルーライトとは、波長が短い青色光のことです。ヒトの眼で見ることのできる光の中でも、最も波長が短く、強いエネルギーを持っています。

「ブルーライトは、眼や身体に大きな負担をかける」といわれており、厚生労働省のガイドラインでも「1時間のVDT（デジタルディスプレイ機器）作業を行なった際には、15分程度の休憩をとる」ことが推奨されています。

約20年前と比較し、省エネ化でLEDが普及したことにより、日常生活におけるブルーライトの暴露量が増えています。パソコンやスマホなどのLEDディスプレイやLED照明には、このブルーライトが多く含まれています。

ブルーライトは、太陽光に多く含まれており、これを浴びることで体内時計が朝にセットされ活動的に、逆に太陽が沈みブルーライトを浴びなくなることで、体内時計が夜にセットされ、眠くなるのが本来の生活リズムです。

日常的に昼夜問わずブルーライトを浴びている現代人は、体内時計のリズムが狂いやすい環境にいるといえます。

自分自身の概日リズムと上手に付き合うことが、健康で豊かな人生を過ごす秘訣かもしれません。

朝、早起きして、太陽の光で体内時計を24時間にリセットしてください。

太陽光は、セロトニンも分泌させます（第8の習慣参照）。

毎日決まった時刻に起床し、規則正しい生活をすることにより、認知症予防にも効果が期待できます。

第13の習慣

毎朝決まった時間に起きる

ポイントまとめ

◎脳には、「体内時計」と「脳のネットワーク」という2つの時計がある。
◎「体内時計」は自動的なもの、「脳のネットワーク」は主観的な判断を伴う能動的なもの。
◎現代人は、日常的に昼夜を問わず、ブルーライト（波長が短い青色光）を浴びており、眼や身体に大きな負担がかかっているといわれている。
◎それにより、体内時計のリズムが狂いやすい環境にいる。
◎その対策としては、朝、早起きして、太陽の光で体内時計を24時間にリセットすること。
◎太陽光は、重要な脳内物質「セロトニン」も分泌させる。

第14の習慣

脳が喜ぶ迷路パズル

なぜ認知症患者は迷子になるのか？

ヒトは、立体的な3次元（3D）空間で生きています。

3D空間では、「ものが何か」ということと「ものがどこにあるのか」を見極めることが重要です。

キャッチボールをするとき、脳はボールの速度、位置を計算して、グローブでボールを捕えます。住み慣れた町並みを歩くときも、知らず知らずのうちに**脳内**

ナビゲーションシステムが働いています。

アルツハイマー病やその予備群である軽度認知障害患者（ＭＣＩ）では、後部頭頂葉が障害されやすいために、脳内ナビゲーションシステムが不調となり、迷子や危険運転の原因となります。

私たちは、脳波を用いて、ＭＣＩ患者ではオプティックフロー（ＯＦ）刺激（この刺激を見ると、あたかも自分が動いているように錯覚する）に対する脳の反応が特異的に低下していることを発見しました。

その研究をさらに発展させ、ＯＦ刺激は高い特異度、高い感度をもって、ＭＣＩ患者と健常老年者を区別できることを発見しました。

認知症患者の迷子、危険運転が社会問題となっています。

これらはＯＦ知覚の障害と関連があるので、ＯＦ知覚の測定は迷子や危険運転

放射状方向（オプティックフロー）の動きの認知

(a) 自己直進方向運動

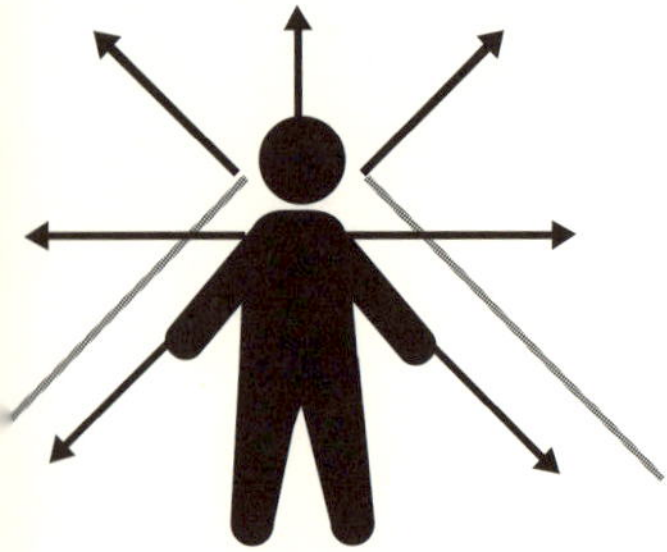

ヒトが直進方向に移動すると、外界の放射状の動きが生じ、これをオプティックフロー（OF）という。自己運動の知覚に関与し、後部頭頂葉で処理される。

(b) 放射状OF刺激

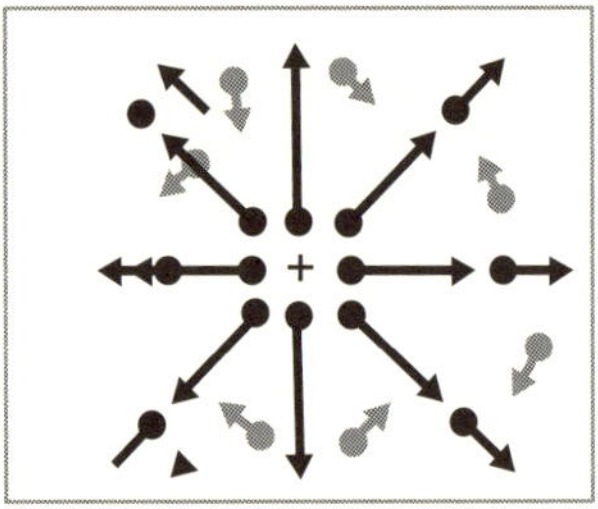

研究で用いた OF 刺激。多数のランダムドットを中心から外に向けて放射状に動かすことで、簡単に OF 刺激を作成することができる。

の起こしやすさの判定にも利用できる可能性があります。

空間認知を鍛える

熟考したトレーニングを続けて技術と知識を身につけると、脳のナビゲーションシステムが完成し、脳の構造も変化します。

ロンドン大学のマグアイアー教授は、トレーニングが脳に与える影響を調べるべく、ロンドンのタクシー運転手を目指す人のためのトレーニングを開始した時点と運転手になった時点での脳の構造を比較しました。

ロンドンのタクシー、通称「Black Cab」の運転手になるには、ロンドン全域の道路や建物に関する試験に合格する必要があります。これは、世界一難しいといわれるほど難関です。

ロンドンの道路は、放射線状や碁盤の目のようにわかりやすくなっておらず、道には一つひとつ名前がついており、その数は2万を超えます。

基本的な課題は、『ブルーブック』という教本に載っている320のルートの中からどれか1つのルートの起点と終点が出題され、そのルートを答えるというものです。

ただし、起・終点というのは、それぞれの周囲半径400m以内の地域のすべての道と主要な建物等を含んでいて、実質的には、ロンドンのすべての道と主要な建物等を把握しておかなければなりません。

迷路のような地図を正確に記憶して、最短ルートをはじき出す必要があります。その2万以上もの道を覚えるために、ロンドン中の道をバイクで走って覚えるそうです。

マグアイアー教授らの研究の結果、運転手の免許取得時には、**空間把握や空間的な位置の記憶にかかわっている海馬の一部が大きくなっていました。**

まさに**「継続は力なり」**であり、**努力やトレーニングの成果はしっかりと脳に**

蓄積されるのです。

空間認知を鍛えることは、認知症の予防につながります。

最近の**迷路パズル**は3Dを鍛えるものが出ており、やってみる価値が大いにあります。**ドライビングシミュレーター**や**フライトシミュレーター**も有効かもしれません。

第14の習慣

脳が喜ぶ迷路パズル

ポイントまとめ

◎アルツハイマー病では、脳内ナビゲーションシステムが不調となり、迷子や危険運転の原因となる。
◎空間認知を鍛えることは、認知症の予防につながる。
◎空間認知を鍛えるトレーニングを続けて、技術と知識を身につけると、脳のナビゲーションシステムが完成し、脳の構造も変化する。
◎空間認知を鍛えるトレーニングとしておすすめは、「迷路パズル」「ドライビングシミュレーター」「フライトシミュレーター」など。

第15の習慣

脳を鍛える「こころ」のエクササイズ

安静状態でも、脳は働き続けている

夏の夕方、少し涼しくなり、サンデッキのロッキングチェアに座って、リラックスしているとしましょう。

「ぷわわ〜ん」とうるさい蚊が腕にとまり、思わず膝の上にあった雑誌でその蚊を叩きます。

蚊がとまる前後、あなたの脳では何が起きていたのでしょうか？

長年、「休んでいるときの脳は何もしていない」と考えられてきました。つまり、蚊を叩く前の脳は、ぼーとしていたけど、蚊を叩くときだけ、活動していたのだと。

実は、脳がどんなことにたくさんのエネルギーを消費しているのか、まだわかっていません。ワシントン大学のレイクル教授は、天文学者と相談の上、その未解明のエネルギー消費を「脳の暗黒エネルギー」と呼ぶことにしました。

ところが、最近の脳科学の進歩で、**何も考えていない安静時の脳は、「次の事態に備えて脳の暗黒エネルギーを使っている」**という驚くべき事実が明らかになりました。

レイクル教授らの研究で、暗黒エネルギーは、いわばオーケストラの指揮者のような働きに費やされていることがわかりました。

ロッキングチェアに座って空想にふけっているとき、ベッドで寝ているとき、手術で麻酔をかけられているときなど、安静状態でも脳のさまざまな領域は互いにコミュニケーションしているのです。

しかも、この脳の「基底状態」ともいえる活動に費やされているエネルギーは、意識的な反応に使われる脳エネルギーの20倍にも達するというのです。

レイクル教授は、この脳内システムを**「デフォルト・モード・ネットワーク(Default mode network「DMN」)」**と名付けました。

マインドフルネスで、脳のアイドリング状態を活発化

DMNは、複数の脳の領域からなるネットワークです。

DMNは、脳内のさまざまな神経活動を同調させ、これから起こりうる出来事に備えるため、脳の記憶系や他のシステムを統括し、調整しています。自動車が停止してもいつでも発進できるようエンジンを切らないでおく――**アイドリング**

――と同じことです。

ウトウトしているとき（まどろみ状態）には、刺激を見落としたり、すばやい反応ができなくなったりしますが、実はその仕組みはよくわかっていません。

私たちは、機能的MRIと脳波を用いて、まどろみ状態においてDMNが変化していないかどうかを解析しました。

まず脳波から、はっきり目覚めている状態とまどろみ状態を区別しました。脳全体を3800ほどの小さな領域に分割して、機能的MRIのデータから領域間の同期の強さを計算し、その「つながり方」を数理学的に求めました。

その結果、まどろみ状態では、DMNの情報伝達効率が低下していることが明らかになりました。

さらに、「意識」との関連が深いとされる、前頭連合野・頭頂連合野で、特に情報伝達効率が低下していることもわかりました。

これは、**「まどろみ状態では、脳内のネットワークのつながり方が変化し、す**

ばやく正確な情報の受渡しができにくい状態になっている」ことを明らかにした、世界初の知見といえます。

興味深いことに、DMNの異常が、アルツハイマー病やうつ病などの神経疾患とも関係するといわれています。**アルツハイマー病患者で顕著な萎縮が見られる脳領域は、DMNを構成する主要な脳領域とほとんど重なっています。**

安静時の脳活動を研究することによって、意識や神経疾患を理解するための新たな手がかりが得られるでしょう。

マインドフルネス（瞑想）により、心を鎮めて無心になることは、DMNを活性化させます。「こころのエクササイズ」を実践することで、**脳のアイドリング状態を活発**にしましょう。

第15の習慣

脳を鍛える「こころ」のエクササイズ

ポイントまとめ

◎何も考えていない安静時の脳は、次の事態に備えて脳の暗黒エネルギーを使っている。
◎安静状態でも、脳のさまざまな領域は、互いにコミュニケーションをしている。
◎この脳の「基底状態」ともいえる活動に費やされているエネルギーは、意識的に使われる脳エネルギーの20倍に達する。
◎この脳内システムを「デフォルトモード・ネットワーク」(DMN)と呼ばれる。
◎DMNは、いわば自動車でいう「アイドリング」と同じ。
◎脳のアイドリング状態を活発にするのに、「マインドフルネス」(瞑想)はおすすめ。

おわりに

私は、今までに、専門とする臨床神経生理学全般や脳波・筋電図・誘発脳波に関する専門書を数冊出版してきました。幸い好評で、脳神経関係の医師に幅広く読まれています。

専門家であるがゆえに、どうしても気になってしまうのですが、最近、脳科学の分野において、科学的根拠が存在しないか、もしくは、研究途上である証明が不完全な内容のものを、さも事実であるかのように世間に流布しているものが目につきます。

例えば、「人間の脳は全体の10％しか使っていない」という「神経神話」と呼ばれるものがマスメディアで喧伝されています。

本書をお読みいただいて、すでにおわかりになると思いますが、もし約1300gある脳の10％しか使っていないのであれば、働いている脳は130gという、犬よりちょっと重たいぐらいということになります。直感的にそんなバカな話はないとわかるでしょう。

しかし、実際に脳のどのくらいの割合が使われているのかは、今の脳科学でも明らかになっていません。ただ、10％という話はまったく根拠のない話です。

そこで私は、高校時代の友人が専務を務めるフォレスト出版に、世の中に流布している「神経神話」のアンチテーゼとして、科学的根拠に基づいた脳の働きに関係する一般書を書きたいとお願いしました。

しかし、「神経神話」へのアンチテーゼは一般受けしないので、脳科学的な観点から脳の働きを説明しつつ、「脳が若返るような習慣」について解説してほしいとの要望がありました。

「神経神話」に関する書籍執筆については別の機会に譲るとして、もとより「脳が若返る」ことは不可能ですが、アンチエイジング、つまり「脳の老化を少しでも防ぎつつ、健康に生きる」ということは可能です。

そこで、脳波研究者としての私の今までの研究成果と私の実践経験を基に、脳が100歳まで元気でいられるような日常習慣を本書にまとめた次第です。


さて、そんな脳のアンチエイジングに関して、ここでどうしてもお伝えしたいことがあります。

今から30年ほど前に、高齢者の脳機能を「視覚誘発脳波」という方法で調べたことがあります。

まず、健康なお年寄りを探さないといけないので、九大病院近くの公園でゲートボールをしている方々に声をかけて、検査させていただきました。

その中の最高齢は84歳の方でした。この方の反応数値は60歳代と変わらず、とてもビックリしました。

「健全なる精神は健全なる身体に宿る」

ということわざは、皆さんもご存じでしょう。

まさに、「身体が健康であれば、おのずから精神も健全である」という意味にピッタリです。「健康な人は、脳も健康なのだ」と再認識した出来事でした。

私たちの身体を支える筋肉は、運動による刺激と食事から摂取する栄養によりつくられ、維持されています。筋肉量は40歳頃から少しずつ減り、機能も衰えていきます。

筋肉量の減少や筋力の低下は、身体を思うように動かしにくくなったり転びやすくなるなど、日常生活の動作にも影響します。

私の義母は99歳です。少し足腰が弱っていますが、週2回デイサービスに通って、運動能力と健康状態に合わせた運動プログラムを行なっています。

また、毎日、本や俳句を読み、英語も勉強して、認知症とは無縁です。

家内と私は、義母のことを〝ハイパー婆さん〟というニックネームで呼んでいます。

ちなみに、義母は本書で書いた15の習慣を実践しています。

皆さんも、本書でご紹介した認知症になりにくい生活習慣を1つでもいいので実践して、90歳を過ぎても足腰が弱らず、認知症もない〝スーパーノーマル〟を目指しましょう。

これが、本書のメッセージです。

では、身体も脳も健康な〝スーパーノーマル〟の100歳のあなたにお目にかかれることを夢見て、筆を擱きます。

2019年9月

飛松省三

〈著者プロフィール〉
飛松省三（Shozo Tobimatsu）
九州大学大学院医学研究院臨床神経生理学 教授。
1973年鹿児島ラ・サール高校卒業。1979年九州大学医学部卒。1983年九州大学医学部脳研神経内科助手。1985年医学博士（九州大学）、シカゴ・ロヨラ大学医学部神経内科客員研究員。1987年九州大学医学部脳研生理助手。1991年同脳研臨床神経生理講師。1999年同大大学院医学系研究科脳研臨床神経生理教授。2000年より現職。ヒトの脳の不思議に興味をもち、脳波、誘発脳波、脳磁図などの最先端の脳機能計測装置で研究を行なっている。脳の神経ネットワークの仕組みを解明し、病気の診断や治療、予防に役立てるために、心理学や工学分野と協力しながら脳研究を進めている。臨床脳波の第一人者。著書に『ここに目をつける！ 脳波判読ナビ』『ここからはじめる！ 神経伝導検査・筋電図ナビ』『ベッドサイドの臨床神経生理学』などがある。英文専門誌に研究論文が160編以上掲載されている。医学研究院副研究院長（2006年～2014年）。医学研究院生命科学科長（2013年～2014年）。日本臨床神経生理学会理事長（2013年～2017年）。国際複合医学会理事長。認知神経科学会理事。日本てんかん学会理事。日本神経学会代議員。

脳が若返る15の習慣

2019年10月25日　初版発行

著　者　飛松省三
発行者　太田　宏
発行所　フォレスト出版株式会社
〒162-0824 東京都新宿区揚場町2-18　白宝ビル5F
電話　03-5229-5750（営業）
03-5229-5757（編集）
URL　http://www.forestpub.co.jp

印刷・製本　中央精版印刷株式会社
©Shozo Tobimatsu 2019
ISBN978-4-86680-803-1　Printed in Japan
乱丁・落丁本はお取り替えいたします。

脳が若返る
15の習慣

読者の方に無料
特別プレゼント

脳が若返る16個目の習慣
「左右の脳を別々に刺激する」

（PDFファイル）

著者・飛松省三さんより

本書では公開しなかった16個目の習慣「左右の脳を別々に刺激する」という未公開特別原稿をご用意しました。著者・飛松さんからの特別無料プレゼントです。本書とともに、あなたの脳のアンチエイジングにお役立てください。

特別プレゼントはこちらから無料ダウンロードできます↓

http://2545.jp/no15/

※特別プレゼントはWeb上で公開するものであり、小冊子・DVDなどをお送りするものではありません。

※上記無料プレゼントのご提供は予告なく終了となる場合がございます。あらかじめご了承ください。

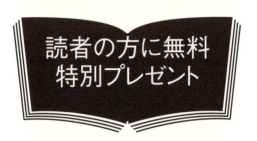